ASSISTÊNCIA DE ENFERMAGEM AO PACIENTE
OBESO

PRÉ, TRANS E PÓS-OPERATÓRIO

ASSISTÊNCIA DE ENFERMAGEM AO PACIENTE OBESO

PRÉ, TRANS E PÓS-OPERATÓRIO

Lília Doria Pinto Couto

Jandrice Carrasco de Andrade

Kátia Farias Topázio

EDITORA CIENTÍFICA LTDA.

ASSISTÊNCIA DE ENFERMAGEM AO PACIENTE OBESO
Pré, Trans e Pós-operatório
Direitos exclusivos para a língua portuguesa
Copyright © 2007 by
MEDBOOK Editora Científica Ltda.

Nota da Editora: As autoras desta obra verificaram cuidadosamente os nomes genéricos e comerciais dos medicamentos mencionados; também conferiram os dados referentes à posologia, objetivando informações acuradas e de acordo com os padrões atualmente aceitos. Entretanto, em função do dinamismo da área de saúde, os leitores devem prestar atenção às informações fornecidas pelos fabricantes, a fim de se certificarem de que as doses preconizadas ou as contra-indicações não sofreram modificações, principalmente em relação a substâncias novas ou prescritas com pouca freqüência. As autoras e a editora não podem ser responsabilizadas pelo uso impróprio nem pela aplicação incorreta de produto apresentado nesta obra.

Apesar de terem envidado o máximo esforço para localizar os detentores dos direitos autorais de qualquer material utilizado, as autoras e os editores desta obra estão dispostos a acertos posteriores caso, inadvertidamente, a identificação de algum deles tenha sido omitida.

Editoração Eletrônica e Capa:
REDB STYLE – Produções Gráficas e Editorial Ltda.

Reservados todos os direitos. É proibida a duplicação ou reprodução deste volume, no todo ou em parte, sob quaisquer formas ou por quaisquer meios (eletrônico, mecânico, gravação, fotocópia, distribuição na Web, ou outros), sem permissão expressa da Editora.

MEDBOOK Editora Científica Ltda.
Rua Pereira de Almeida, 14
CEP 20260-100 – Praça da Bandeira
Rio de Janeiro – RJ
Tels.: (21) 2502-4438 e 2221-6089
medbook@superig.com.br

DEDICATÓRIA

Dedicamos este livro a todos os profissionais que se comprometem a cuidar de pacientes obesos.

AGRADECIMENTOS

Aos nossos esposos e filhos, pela compreensão, paciência e carinho durante toda a preparação e elaboração desta obra.

Ao médico Marcio Café, cirurgião, pela amizade, dedicação e orientações, pela ajuda em agregar material didático, sempre atualizado. Pela elaboração do nosso Prefácio.

Ao Hospital Aliança, por disponibilizar a Biblioteca e proporcionar acesso aos artigos abordados nesta obra.

Ao Hospital Salvador, pelo apoio e liberação de imagens utilizadas nesta obra.

À Enfª Clezia Rios, pelo apoio e incentivo na produção desta obra.

Ao médico Ricardo Ferraz, pelo incentivo, apoio e contribuição em relação a esta obra.

A Eliete Brito, bibliotecária do Hospital Aliança, por sua dedicação e grande ajuda na procura por artigos voltados aos diversos assuntos abordados nesta obra.

Ao Sr. Manoel Balbino Santos, pelas traduções de artigos científicos, o que nos ajudou a dar mais qualidade a esta obra.

A todos aqueles que, de um modo ou de outro, contribuíram para que este sonho se tornasse realidade.

COLABORADORES

LÍLIA DORIA PINTO COUTO
Enfermeira pela Universidade Federal da Bahia – UFBA, Salvador
Brasil. Especialista em Enfermagem em Centro Cirúrgico pela
Universidade Federal da Bahia, UFBA. Enfermeira Supervisora do
Hospital Aliança – Salvador, Bahia. Coordenadora e Docente da
Disciplina Enfermagem em Centro Cirúrgico – Faculdades Jorge
Amado – Salvador, Bahia.
Docente da Disciplina Administração de Enfermagem em Serviços
de Saúde – Faculdades Jorge Amado.
Membro da Sociedades Brasileira de Enfermeiras de Centro
Cirúrgico, Recuperação Anestésica e Central de Material e
Esterilização – SOBECC.

JANDRICE CARRASCO DE ANDRADE
Enfermeira pela Universidade Federal de Pelotas. Especialista em
Enfermagem em Centro Cirúrgico, pela Universidade Federal da
Bahia – UFBA. Pós-graduação em Controladoria Hospitalar – FECAP.
Pós-graduação em Administração em Serviços de Enfermagem
– Pontifícia Universidade Católica de Poá. Coordenadora de
Enfermagem do Centro Cirúrgico do Hospital Salvador.
Docente da Disciplina Enfermagem em Centro Cirúrgico –
Faculdades Jorge Amado – Salvador, Bahia.
Coordenadora e Docente da Disciplina Administração de
Enfermagem em Serviços de Saúde – Faculdades Jorge Amado.
Membro da Sociedade Brasileira de Enfermeiras de Centro
Cirúrgico, Recuperação Anestésica e Central de Material e
Esterilização – SOBECC.

KÁTIA FARIAS TOPÁZIO

Enfermeira pela Universidade Federal da Bahia – UFBA, Salvador, Bahia. Especialização em Enfermagem em Centro Cirúrgico pela Universidade Federal da Bahia – UFBA. Especialização em Administração Hospitalar – Faculdade São Camilo Enfermeira do Setor de Atividades Administrativas: Coordenação de Órtese, Prótese e Materiais Especiais – Hospital São Rafael – Salvador.

ANA CÉLIA CARNEIRO DE ALMEIDA MAIATO

Fisioterapeuta. Especialista em Fisioterapia Respiratória pela Sociedade Brasileira de Fisioterapia Respiratória – SOBRAFIR. Especialista em Administração Hospitalar pela Universidade Federal da Bahia – UFBA. Coordenadora do Serviço de Fisioterapia do Hospital Aliança – Salvador, Bahia. Coordenadora do Curso de Especialização em Neopediatria pela Fundação Baiana para Desenvolvimento das Ciências da Bahia.

FRANCINE DA SILVA CRESPO

Fisioterapeuta. Especialista em Fisioterapia em Unidade de Terapia Intensiva pela Faculdade Integrada da Bahia – FIB.

PREFÁCIO

Como portador de obesidade, oriundo de uma família de médicos, fruto do amor entre uma mãe enfermeira e um pai cirurgião e devido a opção de vida de dedicar a minha formação médica para o tratamento e a reabilitação dos portadores de obesidade em equipe, me senti extremamente feliz e honrado com a responsabilidade de escrever este prefácio.

Devido a sua imensa complexidade e a um crescimento exponencial no cenário mundial, a obesidade representa em todos os aspectos, provavelmente, um dos maiores desafios da humanidade na atualidade.

Nos últimos anos, temos vivenciado em todo país um aumento significativo do número de admissões hospitalares por portadores de obesidade em todas as faixas etárias e, normalmente, acompanhados por um grande número de co-morbidades.

Infelizmente, esse aumento da demanda, na maior parte das vezes, não foi acompanhado na mesma velocidade e da necessária reestruturação das unidades hospitalares no que diz respeito a acomodações, equipamentos, materiais especiais, criação e adequação dos procedimentos operacionais, além do treinamento conjunto das equipes multiprofissionais, todos absolutamente necessários para o cuidado pleno desses pacientes.

Prefácio

O que se iniciou como uma dissertação da especialização em centro cirúrgico por parte das autoras, evoluiu para uma belíssima obra, a qual ajuda a preencher uma grande lacuna em boa parte das publicações médicas dedicadas ao tratamento clínico e cirúrgico da obesidade.

A escassez de publicações na literatura voltadas especificamente para os cuidados de enfermagem ao portador de obesidade associada à qualidade do seu conteúdo e a importância desse tema fazem com que esta obra, represente, sem nenhuma dúvida, uma imensa contribuição a todos os profissionais ligados à área de saúde e principalmente àqueles que ainda se encontram em fase de formação e que desejam atuar nessa área.

Marcio Café
Médico Cirurgião. Membro Titular da Sociedade
Brasileira de Cirurgia Bariátrica e da American
Society for Bariatric Surgery.
Diretor Presidente do Centro de Tratamento para
Obesidade no Instituto Marcio Café (IMC).

INTRODUÇÃO

A obesidade é considerada hoje uma epidemia, e sua incidência vem aumentando mundialmente em números alarmantes, além de contribuir para o surgimento de doenças, o que compromete a qualidade de vida.

Segundo dados do IBGE, no Brasil, a proporção de indivíduos com sobrepeso elevou-se de 16,7% para 24,5%, e a de indivíduos com obesidade aumentou de 4,7% para 8,3%.

A partir desses dados, avaliamos o paciente obeso como especial, uma vez que toda a assistência prestada a esse tipo de paciente deverá ser diferenciada, devido aos riscos de intercorrências que se podem apresentar e como a enfermagem pode amenizar e até evitar esses riscos.

Na literatura brasileira, este é um tema de difícil acesso na área da enfermagem. Por tratar de um assunto de extrema relevância, este livro foi planejado de modo a abordar elementos básicos para o uso diário na assistência de enfermagem prestada ao paciente obeso.

Mostra, com uma abordagem simples e direta, o passo a passo da assistência de enfermagem ao paciente obeso, descrevendo de maneira sistemática as ações que a enfermagem deve seguir para obter qualidade no atendimento, servindo como instrumento de consulta. A contribuição da fisioterapia nesta obra demonstra a importância da assistência qualificada, cujas ações do fisioterapeuta evitam que ocorram certas complicações e levam a uma recuperação mais rápida. Este livro tem por objetivo contribuir com o graduando de enfermagem, assim como com os estudantes de pós-graduação, para que possam acrescentar a seu aprendizado a visão de uma assistência correta, quando o foco é o paciente obeso submetido a procedimentos cirúrgicos.

A enfermagem necessita que seus profissionais se dediquem à pesquisa para que possa permanecer sempre atualizada e qualificada. A curiosidade deve ser parte integrante da personalidade do profissional enfermeiro, despertando constante interesse por mover-se de sua área de conforto para a de ação, de modo a contribuir de forma positiva para o aumento do conhecimento científico global da enfermagem.

O desenvolvimento científico é a base para a enfermagem manter profissionais qualificados. Acreditando nisso, este trabalho visa a prestar subsídios para que os profissionais de enfermagem possam atuar de modo que o paciente obeso receba uma assistência de enfermagem diferenciada e especial.

Nesta obra são abordados os conceitos de obesidade, pré-operatório, transoperatório, pós-operatório, tipo de cirurgias em obesidade, cirurgias de urgência, materiais e equipamentos para pacientes obesos cirúrgicos, referências de exames laboratoriais, procurando estabelecer o diagnóstico e as intervenções de enfermagem, qualificando a assistência.

As autoras

SUMÁRIO

CAPÍTULO 1 – Obesidade, 1
Lília Doria
Jandrice Carrasco
Kátia Topázio

CAPÍTULO 2 – Co-morbidades × Obesidade, 9
Lília Doria
Jandrice Carrasco
Kátia Topázio

CAPÍTULO 3 – Assistência de enfermagem no
pré-operatório do obeso mórbido, 23
Kátia Topázio

CAPÍTULO 4 – Transoperatório do paciente obeso, 29
Jandrice Carrasco

CAPÍTULO 5 – Pós-operatório do paciente obeso, 43
Lília Doria

Sumário

CAPÍTULO 6 – Cirurgia de urgência no paciente obeso, 73
Lília Doria

CAPÍTULO 7 – Cirurgias para obesidade, 91
Lília Doria
Jandrice Carrasco
Kátia Topázio

CAPÍTULO 8 – Complicações cirúrgicas nos pacientes obesos, 107
Lília Doria

CAPÍTULO 9 – Materiais e equipamentos, 111
Lília Doria
Jandrice Carrasco
Kátia Topázio

CAPÍTULO 10 – Qualidade na assistência de enfermagem por intermédio da enfermagem baseada em evidências, 121
Jandrice Carrasco

CAPÍTULO 11 – Exames laboratoriais para o paciente obeso cirúrgico – Valores de referência, 135
Lília Doria

CAPÍTULO 12 – Exames complementares para o paciente obeso cirúrgico, 147
Lília Doria

CAPÍTULO 13 – Obesidade – Procedimentos cirúrgicos e fisioterapia, 155
Ana Célia Carneiro de Almeida Maiato
Francine da Silva Crespo

xvi

CAPÍTULO 14 – Considerações finais, 185
Lília Doria
Jandrice Carrasco
Kátia Topázio

Bibliografia Consultada, 187

Índice remissivo, 197

CAPÍTULO

1

Obesidade

Lília Doria • *Jandrice Carrasco* • *Kátia Topázio*

CONCEITO

Definida como uma doença crônica caracterizada por grave acúmulo de tecido gorduroso com resposta refratária ao tratamento dietético, a obesidade também pode ser conceituada como uma doença de origem genética, com excesso de peso armazenado, relacionada a multifatores e de etiologia desconhecida, com uma definição pelo índice de massa corpórea (IMC) acima de 40kg/m².

Como calcular o IMC

A Organização Mundial de Saúde (OMS), em 1997, e o Instituto Nacional de Saúde (NIH), em 1998, endossaram o IMC como medida de obesidade, utilizando a seguinte fórmula:

$$IMC = \frac{peso\ (kg)}{altura^2\ (m)}$$

O IMC representa um instrumento importante tanto para a classificação da obesidade como para a estimativa do prognóstico do paciente obeso.

CLASSIFICAÇÃO*

A classificação da obesidade está relacionada com a distribuição de gordura corpórea, podendo ser considerada como:

- **Andróide:** excesso de gordura mais concentrada na região abdominal ou no tronco, também denominada obesidade superior, central, abdominal ou em maçã; mais freqüente em homens e está associada a complicações cardiovasculares e metabólicas.
- **Ginóide:** excesso de gordura mais concentrada na região dos quadris, também denominada inferior, periférica, glúteo-femoral ou em pêra; mais freqüente nas mulheres e está associada a complicações vasculares periféricas e problemas ortopédicos e estéticos.

DIAGNÓSTICO DA OBESIDADE

- **Diagnóstico quantitativo:** refere-se à massa corpórea ou à massa de tecido adiposo.
- **Diagnóstico qualitativo:** refere-se ao padrão de distribuição de gordura corporal.

Métodos para diagnosticar obesidade

- Quantitativo:
  - Tabela de peso × altura.
  - Índice de massa corpórea.

---

*Informações retiradas da revista Abeso nº 11 ano III, dez/2002, da Associação Brasileira para Estudo da Obesidade e da Síndrome Metabólica.

Quadro 1.1

Índice de massa corpórea	Categoria
20 a 25	Saudável
25 a 30	Sobrepeso
30 a 35	Obesidade leve
35 a 40	Obesidade moderada
Acima de 40	Obesidade mórbida

- Somatório das medidas de pregas cutâneas.
- Impedância bioelétrica de freqüência única.
- Qualitativo:
  - Medida do maior perímetro abdominal entre a última costela e a crista ilíaca.
  - Relação cintura–quadril.

No Quadro 1.1 está descrita a classificação de obesidade considerada pela Organização Mundial de Saúde (OMS) e pelo Instituto Nacional de Saúde (NIH). Para essa classificação deve ser utilizada a fórmula do IMC.

FATORES RELACIONADOS À OBESIDADE*

- Fatores demográficos:
  - Idade: excesso de peso e a obesidade aumentam com a idade.
  - Sexo: as mulheres apresentam uma incidência maior de sobrepeso e obesidade que os homens.
  - Raça: acomete mais as mulheres negras que as brancas.

---

*Fonte: Garrido.

- Fatores socioculturais:
  - Renda familiar e escolaridade: mais prevalentes nas classes sociais média e baixa.
  - Estado civil: o sobrepeso e a obesidade aumentam após o casamento.
- Fatores biológicos:
  - Paridade: maior número de gestação aumenta a chance de obesidade.
  - Genética: maior risco de obesidade decorrente da carga genética.
- Fatores comportamentais ou ambientais:
  - Tabagismo: varia de população para população.
  - Etilismo: uso moderado de álcool está associado ao índice de massa corpórea aumentado.
  - Dieta: obesidade é explicada pelo balanço positivo do que é ingerido e do que se gasta.
  - Atividade física e sedentarismo: os sedentários têm maior peso que os que praticam atividade física.

OBESIDADE NA ATUALIDADE

A obesidade é hoje considerada um problema médico e social de dimensões endêmicas, particularmente quando se consideram os 300 milhões de pessoas obesas no mundo. De 2% a 7% do gasto com tratamentos de saúde está associado a esse problema. Nos EUA, 50% da população é obesa e 5% são obesos mórbidos. No Leste da Europa, a incidência de obesidade está crescendo, sendo de 6% a 11% a prevalência de obesidade mórbida e de 0,2% a 0,3% na França. Na Inglaterra, a incidência vem aumentando particularmente entre os adolescentes.

A obesidade mórbida é uma doença de origem genética, com excesso de peso armazenado, relacionada a múltiplos fatores. Também pode ser definida como uma doença crônica caracterizada por grave acúmulo de tecido gorduroso com resposta refratária ao tratamento dietético. É a segunda principal

Obesidade

causa de morte evitável e leva a 300 mil mortes/ano (nos EUA) aproximadamente, apresentando redução da expectativa de vida média em 10 a 15 anos, em comparação a indivíduos com peso normal.

A preocupação com a obesidade está relacionada à sua maior associação com outras afecções, o que compromete a qualidade de vida e leva à mortalidade precoce. A obesidade em si contribui para o surgimento de inúmeras doenças e determina piora na qualidade de vida, além de acarretar gastos para o sistema de saúde.

O risco de morte para pessoas obesas, comparadas ao de pessoas de peso normal, é de 1,5, aumentando para 2,5 em pessoas com IMC maior que 35.

Em 1991, durante a conferência do NIH (Instituto Nacional de Saúde), ficou estabelecido que o tratamento cirúrgico seria a única forma de se obter perda de peso permanente em pacientes obesos mórbidos.

A cirurgia está indicada para o tratamento da obesidade mórbida, devido ao fraco resultado do tratamento conservador.

O aumento da demanda de cirurgias em pacientes portadores de obesidade mórbida levou ao surgimento de necessidades e dificuldades não previstas anteriormente pela enfermagem, tanto do ponto de vista estrutural como relacionado a equipamentos e materiais específicos, e à necessidade de uma abordagem multidisciplinar.

Um dos aspectos mais importantes e desafiadores no tratamento desses pacientes diz respeito aos cuidados da enfermagem e à infra-estrutura necessária para a realização desses procedimentos no ambiente cirúrgico.

O cuidado aos pacientes com obesidade durante a doença, torna-se necessário uma adaptação de rotinas de procedimentos e cuidados específicos de enfermagem.

A definição da obesidade como uma doença de excesso de peso corporal tem importância por não caracterizá-la, simplesmente, por problema estético ou distúrbio da personalidade e sim pela própria condição da doença.

A prevalência da obesidade está aumentando mundialmente, atingindo dimensões epidêmicas. No Brasil, o índice é alarmante e, segundo os dados do IBGE (Instituto Brasileiro de Geografia e Estatística) obtidos mediante a Pesquisa de Orçamentos Familiares (POF), em 2002-2003, 40% da população apresenta excesso de peso, com IMC maior ou igual a 25. Segundo a pesquisa, 38,8 milhões das pessoas com 20 anos ou mais de idade estão acima do peso, o que representa 40,6% da população total do país, e o problema se agrava com a idade.

Nessa mesma pesquisa, o IBGE relata que obesos representam cerca de 20% do total de homens e um terço do total de mulheres com excesso de peso, em termos regionais, o total de homens com excesso de peso é maior nas regiões Sudeste, Sul e Centro-oeste do que no Norte e Nordeste. Afeta mais os homens das áreas urbanas do que os das rurais.

A POF é realizada em uma amostra de domicílios, levantando informações sobre a família, além de pesar e medir a altura dos entrevistados para o cálculo do IMC.

O Ministério da Saúde informa que as estatísticas alertam para uma situação perigosa, uma vez que o risco de morte do obeso mórbido é dez vezes maior que o de uma pessoa com peso normal. Além disso, sua expectativa de vida também é reduzida, sendo 20% menor que a de uma pessoa com massa corpórea menor. A partir desses dados foi regulamentada no Brasil, desde 2001, a cirurgia de redução do estômago (gastroplastia), realizada pelo Sistema Único de Saúde (SUS). Para ter acesso à cirurgia, a pessoa deve procurar as Secretarias Estaduais de Saúde, as quais são responsáveis pelo encaminhamento ao hospital credenciado.

A preocupação com a obesidade levou o Ministério da Saúde lançar um guia de combate à obesidade; com linguagem acessível, contém informações fundamentais para tentar mudar o perfil nutricional do brasileiro. Através das secretarias de saúde e das equipes do Programa de Saúde da Família, a população tem acesso a esse guia.

A Organização Mundial de Saúde (OMS) fez um estudo junto a associação européia para o estudo da obesidade (EASO), no qual foi demonstrado que 14 milhões de crianças européias estão com excesso de peso e 3 milhões obesas.

CAPÍTULO

2

Co-morbidades × Obesidade

Lília Doria • *Jandrice Carrasco* • *Kátia Topázio*

A distribuição da gordura corporal permite correlacionar, de uma maneira ainda mais específica, a obesidade com o risco de doenças associadas. Segundo a OMS, à medida que ocorre aumento do IMC, aumenta o risco de co-morbidades, como diabetes, hipertensão arterial, problemas tromboembólicos, apnéia do sono e artropatias, entre outras.

DIABETES

O diabetes é considerado uma doença metabólica em que os níveis de glicose do sangue encontram-se elevados como conseqüência de defeitos na secreção de insulina e/ou em sua ação (Expert Committee on the Diagnosis and Classification of Diabetes Mellitus, 1998).

A insulina é um hormônio secretado pelas células beta, anabólico ou de armazenamento. Sua deficiência resulta em diabetes melito e pode levar a complicações metabólicas agudas, como a cetoacidose diabética e a síndrome hiperglicêmica hiperosmolar não-cetótica.

A deficiência da produção de insulina compromete a utilização da glicose no metabolismo e no metabolismo correto da proteína e dos lipídios.

O diabetes atinge 15 milhões de pessoas, dos quais 5 milhões não são diagnosticadas.

O diabetes do tipo I, também chamado diabetes infanto-juvenil instável ou insulino-dependente, resulta da destruição de células beta no pâncreas e pode ser causado por infecção viral ou traumatismo. O diabetes do tipo II, também chamado do adulto ou da maturidade, está associado à resistência à insulina, à ingestão excessiva de calorias ou ao estresse, normalmente é não-insulino-dependente e ocorre principalmente nos adultos obesos.

Cerca de 90% dos pacientes com diabetes do tipo II são obesos ou têm sobrepeso, e a obesidade representa um fator de risco importante para o paciente diabético, havendo um aumento exponencial desse risco à medida que o IMC aumenta. As complicações crônicas decorrentes do diabetes, quando somadas a co-morbidades próprias da obesidade, reduzem a expectativa de vida.

A concentração sanguínea de glicose pode elevar-se em pacientes diabéticos durante o período pré-operatório e durante qualquer operação que não seja muito extensa; o pâncreas deve ser capaz de produzir insulina suficiente para lidar com essa carga modesta de glicose.

O enfermeiro deve atentar para complicações como:

- **Cetoacidose diabética:** quantidade insuficiente de insulina, causando quebra de gordura, o que leva à produção de corpos cetônicos. Ocorre no diabetes do tipo I.
- **Síndrome hiperglicêmica hiperosmolar não-cetótica:** ocorre devido a tratamento inadequado, podendo levar ao estado de coma. Ocorre no diabetes do tipo II.

- **Hiperglicemia:** consiste em aumento da glicose que leva a quantidade excessiva de gorduras e colesterol circulantes.

A enfermagem deve estar atenta ao paciente diabético submetido a cirurgia, uma vez que o estresse fisiológico tende a aumentar os níveis sanguíneos de glicose. Isso ocorre devido à elevação no nível de hormônios de estresse (adrenalina, noradrenalina, glucagon, cortisol e hormônio do crescimento). A verificação dos níveis de glicose no transoperatório é importante devido a um risco de hiperglicemia não controlada, o que acarretará a perda excessiva de líquidos e eletrólitos resultante da diurese osmótica. Alguns pacientes, mesmo sendo insulino-dependentes, podem necessitar de insulina no transoperatório, sendo necessário, portanto, monitoramento constante por parte da enfermagem no que se refere aos níveis de glicose.

Os pacientes com diabetes e obesidade são classificados de acordo com as condições físicas propostas pela American Society of Anesthesiologist – P2 (discreta doença sistêmica) e P3 (paciente com doença sistêmica grave que limita a atividade, mas não é incapacitante). Esses indivíduos referem um cuidado específico em sua indução anestésica e no transoperatório.

A hipoglicemia é a complicação pós-operatória mais comum. Os níveis sanguíneos de glicose devem ser medidos a cada 2 a 4 horas, e o paciente deve ser monitorado quanto aos sinais e sintomas de hipoglicemia.

Diagnóstico de enfermagem

ANSIEDADE RELACIONADA A PERDA DE CONTROLE, MEDO E INCAPACIDADE DE CONTROLAR O DIABETES

Ansiedade é o estado em que o indivíduo apresenta sentimentos de apreensão à ativação do sistema nervoso autônomo em resposta a uma ameaça vaga, inespecífica, que poderá ser fisiológica, emocional e cognitiva.

RESULTADOS ESPERADOS

- Descrever sua própria ansiedade e os padrões de enfrentamento.
- Relatar aumento no conforto psicológico e fisiológico.
- Usar mecanismos efetivos de enfrentamento no controle da ansiedade.

INTERVENÇÃO

- Dedicar tempo ao paciente.
- Falar devagar e calmamente; usar sentenças curtas e simples.
- Transmitir a sensação de compreensão empática.
- Explorar intervenções que diminuam a ansiedade (por exemplo, música, aromaterapia, exercício de relaxamento, mentalização de imagens).

RISCO PARA VOLUME DE LÍQUIDOS DESEQUILIBRADO

Caracteriza-se pelo risco de diminuição, aumento ou mudança rápida de uma localização para outra do líquido intravascular, intersticial e/ou intracelular. Refere-se a perda ou ganho, ou ambos, dos líquidos corporais.

RESULTADOS ESPERADOS

- Manter a densidade específica de urina dentro de uma variação normal.
- Não demonstrar sinais e sintomas de desidratação.

INTERVENÇÃO

- Balanço hídrico.
- Monitorar sinais vitais.
- Manter vigilância do acesso venoso.
- Controle rigoroso de gotejamento de soro.

RISCO PARA INFECÇÃO

Estado em que o indivíduo está em risco aumentado de ser invadido por agentes patogênicos.

RESULTADO ESPERADO

- Estar livre de processos de infecção hospitalar durante a hospitalização.

INTERVENÇÃO

- Investigar antecedentes cirúrgicos, idade, obesidade.
- Realizar técnicas assépticas.
- Restringir os procedimentos invasivos.
- Monitorar o uso de terapia antimicrobiana.
- Minimizar o uso de terapia antimicrobiana.
- Minimizar o tempo de permanência no hospital.

DOENÇAS CARDIOVASCULARES

Hipertensão

Doença definida como uma pressão arterial sistólica superior a 140mmHg e uma pressão diastólica maior que 90mmHg durante um período sustentado.

A hipertensão acontece por haver um problema com os sistemas de controle que monitoram ou regulam a pressão, além de uma ou mais alterações nos fatores na equação da pressão arterial.

A hipertensão pode ser resultado de vasodilatação diminuída das arteríolas ligadas à disfunção do endotélio vascular; reabsorção renal do sódio, cloreto e aumento da água ligada a uma variação genética nas vias pelas quais o rim manuseia o sódio; aumento da atividade do sistema nervoso simpático ligado a disfunção do sistema nervoso autônomo; dentre outros.

A hipertensão arterial pode ser classificada em primária e secundária. A hipertensão primária não apresenta causa médica identificável, podendo ocorrer eventualmente de maneira abrupta, enquanto a secundária está associada diretamente a outras patologias.

Segundo Soares, a hipertensão é ainda uma grande causa de insuficiência cardíaca e de infarto de miocárdio. Cerca de 20% da população apresenta hipertensão essencial (primária). Esses dados foram calculados pelo Instituto Nacional do Coração.

As doenças cardiovasculares representam a co-morbidade mais freqüentemente associada à obesidade mórbida, e a hipertensão arterial está presente em 25% a 55% dos obesos mórbidos. Há relatos indicando que o grau de obesidade aumenta em 16 vezes o risco de hipertensão arterial.

A associação entre hipertensão e obesidade está bem documentada, e a associação de hipertensão atribuível à obesidade foi estimada em 30% a 65% na população ocidental. Efetivamente, a pressão arterial aumenta com o IMC: para um aumento de peso de 10kg, a pressão aumenta 2 a 3mmHg, e vice-versa.

Hipertensão é comum nos pacientes com obesidade grave, e a perda de peso leva à diminuição dos níveis pressóricos. Estudo na Universidade de Gênova, na Itália, relata que, em 1 ano após a cirurgia para perda de peso, mais da metade dos pacientes normalizam os níveis pressóricos e 10% dos casos normalizam entre o primeiro e o terceiro ano pós-operatório.

Os fatores de risco relacionados para hipertensão são: peso corporal excessivo, estilo de vida sedentário e idade, dentre outros.

Diagnóstico de enfermagem

- **Déficit de conhecimento pertinente à relação entre o esquema terapêutico e o controle do processo patológico. Não adesão ao esquema terapêutico relacionada aos efeitos colaterais da terapêutica prescrita.**

Co-morbidades × Obesidade

- **Conhecimento deficiente sobre hipertensão arterial.**
- **Ausência ou deficiência de informações cognitivas relacionadas ao tópico específico.**

RESULTADO ESPERADO

- Melhora do conhecimento sobre hipertensão arterial, seu conceito, causas e conseqüências.

INTERVENÇÃO

- Melhora do conhecimento sobre hipertensão arterial.
- Ensinar o paciente a aderir ao esquema terapêutico.
  - **Perfusão tissular ineficaz periférica.**
  - **Diminuição de oxigenação, resultando na incapacidade de nutrir tecidos no nível capilar, devido a edema, pulsos frios ou ausentes e arritmias.**

RESULTADOS ESPERADOS

- Melhorar a perfusão periférica.
- Melhorar a oxigenação periférica.

INTERVENÇÃO

- Investigar antecedentes familiares.
- Monitorar a pressão arterial.
- Avaliar extremidades quanto a oxigenação, edema, coloração e pulso.
- Manter membros inferiores elevados nos casos de edema.

Trombose venosa

Consiste na formação de um coágulo no interior de uma veia, resultado de uma resposta hemostática inadequada, ocluindo-a total ou parcialmente.

Os trombos se formam devido à tríade de Virchow, que consiste em estase do sangue (estase venosa), lesão de parede vascular e coagulação sanguínea alterada. Pelo menos dois desses fatores parecem ser necessários para que ocorra a trombose.

Os trombos venosos são agregados de plaquetas presos à parede vascular, juntamente com um apêndice semelhante a uma cauda contendo fibrina, leucócitos e muitos eritrócitos.

A trombose venosa é de risco, porque partes do coágulo podem desprender-se e produzir uma oclusão embólica dos vasos sanguíneos pulmonares.

A trombose venosa do membro superior não é tão comum quanto a trombose de membros inferiores. Os sintomas presentes são: sensibilidade, aumento da temperatura cutânea, edema e dor.

Pacientes obesos, submetidos à cirurgia, têm risco maior de trombose venosa devido a fatores como tempo prolongado de cirurgia, o que diminui a mobilidade e aumenta a pressão intra-abdominal.

A enfermagem deve estar atenta aos sintomas citados, de modo a atuar desde a prevenção, com o uso de meias compressivas, o posicionamento corporal adequado, até a atenção à prescrição médica para o uso de heparina.

A incidência de trombose venosa profunda na população geral, em nosso meio, ainda não está bem definida. Estudo realizado na Universidade de Palermo relata que, de 53 pacientes submetidos a cirurgia tipo biliopancreática, 1,6% apresentou trombose venosa profunda (TVP), 3,2% apresentaram embolia pulmonar e apenas um caso foi a óbito, o que ocorre por ser esta cirurgia mais complexa que as cirurgias comuns.

Diagnóstico de enfermagem

MOBILIDADE FÍSICA PREJUDICADA RELACIONADA A PROBLEMA CIRCULATÓRIO EM MEMBROS INFERIORES

RESULTADOS ESPERADOS

- Redução da dor em membros inferiores e diminuição de riscos tromboembólicos.

Co-morbidades × Obesidade

- Comunicar aumento da mobilidade.
- Usar medidas de segurança para minimizar o risco de lesões.
- Melhorar o retorno venoso do membro comprometido.

INTERVENÇÃO

- Orientar a utilização de meias antiembolia.
- Manter os membros inferiores elevados.
- Administração correta de medicações prescritas, a fim de evitar trombos e dores.
- Orientar a movimentação de membros inferiores e a deambulação precoce após o procedimento cirúrgico.
- Ensinar a realizar a seqüência de movimentos ativos nos membros não afetados, no mínimo quatro vezes ao dia.
- Realizar seqüência de movimentos passivos no membro afetado.

PERFUSÃO TISSULAR PREJUDICADA RELACIONADA A EDEMA, DESCOLORAÇÕES DA PELE E DIMINUIÇÃO DO PULSO PERIFÉRICO

RESULTADOS ESPERADOS

- Identificar fatores causadores do edema, da descoloração da pele e da diminuição do pulso periférico.
- Relatar métodos de prevenção do edema.
- Apresentar diminuição do edema periférico.

INTERVENÇÃO

- Monitorar a pele quanto aos sinais de edema, descoloração da pele e diminuição do pulso periférico.
- Monitorar pulso periférico a intervalos curtos.
- Manter extremidade edemaciada elevada.

APNÉIA DO SONO

A síndrome da apnéia obstrutiva do sono (SAOS) é uma doença crônica, progressiva e incapacitante, com altas mortalidade e morbidade cardiovasculares. Tem uma prevalência de 9% na população masculina de meia-idade e de 4% na população feminina após a menopausa.

A apnéia caracteriza-se por uma pausa ou diminuição do ar que passa pelas vias aéreas e que tem duração mínima de 10 segundos. No paciente obeso, é comum a ocorrência de apnéia obstrutiva do sono que se caracteriza pelo esforço respiratório sem que o ar atinja os pulmões.

A apnéia do sono é classificada em três tipos:

- **Obstrutiva:** falta do fluxo aéreo devido à oclusão da faringe.
- **Central:** cessação simultânea do fluxo aéreo e dos movimentos respiratórios.
- **Mista:** uma combinação de apnéia central e obstrutiva durante um episódio apnéico.

Comumente encontramos, nos indivíduos portadores de SAOS, sonolência diurna, insônia, cefaléia matinal, hipertensão e impotência, dentre outros sintomas.

Entre as alterações neuroendócrinas, há o desenvolvimento de resistência à insulina, intolerância à glicose, redução da atividade do sistema renina-angiotensina-aldosterona, aumento da secreção de fator natriurético atrial e redução do hormônio do crescimento (GH). A resistência à insulina e a redução do hormônio do crescimento estão relacionadas com a obesidade, e estudos demonstram aumento da mortalidade por infarto agudo do miocárdio, acidente vascular encefálico isquêmico e hemorrágico e até morte súbita.

A polissonografia é o exame de escolha para confirmação do diagnóstico, agregado aos dados clínicos que o paciente apresenta.

A função respiratória é reduzida durante o sono, levando à desoxigenação. Se necessário, deve-se utilizar aparelho de medida de oxigenação durante o sono, particularmente no pós-operatório dos pacientes obesos mórbidos.

Diagnóstico de enfermagem

- Padrão do sono prejudicado relacionado à falta de ar.
- Ventilação espontânea prejudicada relacionada à apnéia do sono.

RESULTADOS ESPERADOS

- Após o procedimento cirúrgico, o paciente deve apresentar melhora na obstrução das vias aéreas superiores.
- Após o procedimento cirúrgico, o paciente deve normalizar o padrão do sono.
- Após o procedimento cirúrgico, o paciente deve melhorar a ventilação espontânea.

INTERVENÇÃO

- Orientar o paciente a dormir com a cabeceira elevada, evitando o laringoespasmo e a obstrução das vias aéreas superiores.
- Orientar para que mantenha um ambiente calmo e sem ruído.
- Orientar para limitar o tempo de sono durante o dia.
- Manter um horário regular para dormir e acordar.

PROBLEMAS PSIQUIÁTRICOS/EMOCIONAIS

A qualidade de vida do indivíduo obeso está relacionada diretamente à sua auto-estima, que é em grande parte prejudicada pelo preconceito da sociedade em relação ao obeso. Normalmente, são pacientes que já tentaram vários tipos de dietas alimentares, sem sucesso, não fazem atividades físicas, têm dificuldade em encontrar roupas adequadas e sofrem com os olhares maliciosos das pessoas.

As alterações psicossociais são mais comuns em pacientes obesos mórbidos do que na população geral, sendo as mais freqüentes a depressão, a ansiedade e os distúrbios da personalidade.

A OMS relata que o obeso sofre discriminação social e que a obesidade está associada a problemas matrimoniais, sexuais, de instrução, emprego e fatores econômicos, exercendo grande impacto na vida pessoal.

As mulheres apresentam maior percentual de insatisfação da imagem corporal em relação aos homens, o que leva à baixa auto-estima e à depressão.

Para a perda de peso esperada será necessário acompanhamento psicológico no pré-operatório, uma vez que a auto-estima estará em evidência e a auto-imagem poderá ser afetada pelo resultado proposto. O paciente deverá se preparar para esta nova etapa e o psicólogo, integrante da equipe multidisciplinar, vai ajudá-lo a superar as barreiras encontradas.

A perda de peso em conseqüência da cirurgia bariátrica causa modificações no humor, com melhora da ansiedade, dos distúrbios alimentares e da imagem corporal. Entretanto, no acompanhamento por períodos maiores que 2 anos, observa-se tendência à recidiva dos distúrbios psicológicos.

Diagnóstico de enfermagem

INTERAÇÃO SOCIAL PREJUDICADA RELACIONADA À OBESIDADE MÓRBIDA

RESULTADO ESPERADO

- O paciente deve conseguir interagir socialmente, compreendendo sua condição de obeso e seu tratamento.

INTERVENÇÃO

- Explicar ao paciente que obesidade mórbida é uma doença e tem tratamento.
- Encorajar o paciente ao convívio social com amigos e familiares.
- Estimular o paciente a participar de atividades sociais.

IMAGEM CORPORAL PERTURBADA RELACIONADA À OBESIDADE MÓRBIDA

RESULTADO ESPERADO

- Após o procedimento cirúrgico, a auto-estima deve melhorar e a imagem corporal ser satisfatória para o paciente.

INTERVENÇÃO

- Explicar ao paciente que obesidade mórbida é uma doença e tem tratamento.
- Orientar o paciente quanto às fases pelas quais ele irá passar após o procedimento cirúrgico.
- Explicar o momento correto para realização de plásticas reparadoras no pós-operatório.

ARTROPATIA

A osteoartrite (artrose, artrite degenerativa, doenças articulares degenerativas, artropatias degenerativas) é um distúrbio crônico das articulações caracterizado pela degeneração da cartilagem articular e do osso adjacente, causando dor e rigidez articulares.

A obesidade é um dos fatores predisponentes para o desenvolvimento da osteoartrite. A principal causa seria a lesão mecânica das articulações dos joelhos e do quadril, devido ao excesso de peso. As lombalgias são igualmente mais freqüentes e podem ser um dos principais motivos para as ausências ao trabalho.

Diagnóstico de enfermagem

MOBILIDADE FÍSICA PREJUDICADA

Estado em que o indivíduo apresenta ou está em risco de apresentar limitações dos movimentos físicos, mas não está imóvel.

CARACTERÍSTICAS DEFINIDORAS

MAIORES (80% A 100%)

- Capacidade comprometida de mover-se intencionalmente.
- Limitação na amplitude dos movimentos.

MENORES (50% A 80%)

- Restrição imposta aos movimentos.
- Relutância em mover-se.

FATORES RELACIONADOS

- Situacionais (pessoais e ambientais).

RELACIONADA A FADIGA, MOTIVAÇÃO OU DOR

INTERVENÇÃO

- Apoio psicológico, encorajando o paciente a realizar exercícios, enfatizando a boa postura corporal.
- Ajudar na movimentação.
- Providenciar cadeiras de encosto reto e colchões apropriados, com espessura de acordo com o IMC.
- Reduzir a dor com administração de analgésicos.
- Manter repouso das articulações inflamadas.

CAPÍTULO

3

Assistência de Enfermagem no Pré-operatório do Obeso Mórbido

Kátia Topázio

CONCEITO DE PRÉ-OPERATÓRIO

A fase pré-operatória compreende o período que vai da decisão para o internamento cirúrgico (agendamento) até o momento em que o paciente é transferido para a mesa cirúrgica. Essa fase é necessária para aperfeiçoar as condições do paciente para cirurgia pela identificação e correção de distúrbios que aumentaram os riscos de operação, objetivando reduzir o estresse e seus efeitos deletérios e minimizar o medo.

ETAPAS DO PRÉ-OPERATÓRIO

Após o agendamento, o paciente deverá realizar a consulta pré-operatória de enfermagem com a finalidade de minimizar os problemas anteriormente citados, devendo ser respeitadas suas crenças individuais e culturais.

Para identificar e corrigir problemas, durante a consulta, o enfermeiro deve:

23

Assistência de Enfermagem no Pré-operatório do Obeso Mórbido

- Avaliar o peso e a altura, a fim de identificar o IMC para prever a necessidade de ventilação mecânica não-invasiva na sala de recuperação pós-anestésica.
- Avaliar as condições nutricionais, hepáticas, renais, cardiovasculares e endócrinas, por meio dos exames pré-operatórios, como exames laboratoriais, sumário de urina, parasitológico, eletrocardiograma, ecocardiograma, endoscopia digestiva alta e ultra-sonografia abdominal total.
- Avaliar as condições psicológicas, mediante relatório psiquiátrico e psicológico, atentando para a baixa auto-estima presente no paciente obeso.
- Avaliar as condições pulmonares, por meio das provas de função respiratória e radiografia de tórax, atentando para a presença de apnéia do sono.
- Orientar sobre o jejum. A American Society of Anesthesiologist (ASA) recomenda um período de jejum de 6 horas ou mais com alimentos leves (torradas ou líquidos claros) e líquidos sem resíduos por 2 ou 4 horas antes do procedimento cirúrgico, e preconiza o jejum de 8 horas ou mais após uma refeição composta por alimentos gordurosos, frutas ou carnes.
- Orientar sobre reserva de unidade de terapia intensiva (UTI) ou semi-intensiva conforme rotina da equipe médica e/ou instituição.
- Investigar o uso de medicamentos anti-hipertensivos, hipoglicemiantes e anticoagulantes, orientando o uso de anti-hipertensivo e a suspensão dos demais, conforme orientação médica.
- Realizar o exame físico, a fim de identificar lesões que servirão como porta de entrada para infecção, e orientar para encaminhar doadores para o banco de sangue.
- Investigar fatores de risco cirúrgico, como dependência de drogas ou álcool e antecedentes alérgicos hereditários, familiares, cirúrgicos e co-morbidades.
- Identificar o termo de consentimento de risco cirúrgico, assinado pelo paciente no momento do internamento hospitalar.

Durante a consulta, o paciente deve receber esclarecimentos sobre o procedimento cirúrgico e sentir-se à vontade para fazer perguntas, permanecendo o mais confortável e seguro possível, acreditando na equipe que o estará atendendo.

Período pré-operatório

Pode ser classificado como pré-operatório mediato, que ocorre na véspera da cirurgia, e como pré-operatório imediato, que ocorre no dia da cirurgia.

PERÍODO PRÉ-OPERATÓRIO MEDIATO

Os cuidados pré-operatórios mediatos abrangem de 24 a 48 horas que antecedem a operação.

PREPARO DO PACIENTE OBESO

Essa etapa tem a finalidade de contribuir para o conforto do paciente e proceder à profilaxia das complicações pós-operatórias, que consiste em:

- Abolição do fumo para redução da secreção brônquica.
- Ensinamento dos exercícios respiratórios mediante respiração profunda e tosse, a fim de promover a expansão pulmonar e a oxigenação do sangue após anestesia.
- Encorajar a mobilidade e o movimento corporal ativo, evitando o repouso prolongado do paciente apto à deambulação, para prevenir a estase venosa e melhorar a circulação.
- Explicar o tratamento da dor, instruindo quanto ao método de administração de agentes analgésicos.
- Proporcionar informações sobre visitas.
- Proporcionar informações sobre os dispositivos que poderão ser utilizados no pós-operatório imediato, como sondas nasogástricas, sonda vesical, soros e monitoramento.

Assistência de Enfermagem no Pré-operatório do Obeso Mórbido

- Proporcionar informações sobre a dieta no pós-operatório e o uso de medicações prescritas pelo cirurgião.

DIAGNÓSTICO DE ENFERMAGEM NO PERÍODO PRÉ-OPERATÓRIO

Com base nos dados do histórico durante a consulta pré-operatória, os principais diagnósticos de enfermagem podem incluir:

- Ansiedade relacionada à experiência cirúrgica (anestesia, dor e o resultado da cirurgia).
- Ansiedade relacionada aos procedimentos pré-operatórios (permissão para a cirurgia, estudos diagnósticos, uso de sondas, restrições dietéticas e de líquidos, medicamentos, preparação de pele, sala de espera para a família).
- Ansiedade relacionada aos procedimentos pós-operatórios (disposição da sala de recuperação, unidade de tratamento intensivo, medicamentos para a dor, exercícios para a tosse, movimentação no leito, colocação de sondas e drenos, dieta, jejum, restrições dietéticas e repouso no leito).
- Risco de gerenciamento ineficaz do regime terapêutico relacionado ao déficit de conhecimento sobre os procedimentos e protocolos pré-operatórios e expectativas pós-operatórias.

ENCAMINHAMENTO DO PACIENTE PARA O CENTRO CIRÚRGICO

- Fazer a tricotomia da área a ser operada, 2 horas antes de subir para o centro cirúrgico ou conforme protocolo da instituição, devendo-se atentar para:
  - Lavagem das mãos.
  - Posicionamento do paciente de forma confortável.
  - Observação das condições da pele a ser tricotomizada.
  - Os pêlos grandes devem ser removidos com tesoura.

Assistência de Enfermagem no Pré-operatório do Obeso Mórbido

- Os pêlos curtos devem ser removidos com aparelho de gilete descartável ou tricotomizador.
- Aplicação de solução de sabão sobre os pêlos.
- A lâmina do aparelho de gilete descartável deve ser utilizada no sentido de crescimento dos pêlos.
- Ao término, retirada do excesso de sabão e de pêlos.
- Verificação das condições da pele.
- Atenção com o paciente obeso mórbido e superobeso, devido à existência de pregas na pele, o que pode representar risco de acidente; se necessário, solicita-se a ajuda de outro profissional da enfermagem.
- Caso ocorram cortes ou lacerações, o cirurgião deve ser comunicado.
- Registro do procedimento realizado.
- Encaminhar para banho após tricotomia, orientando quanto ao cuidado de ensaboar, bastante, a área a ser operada; nos casos de obesos mórbidos e superobesos, ajuda pode ser necessária para atingir a área a ser ensaboada.
- Orientar quanto ao esvaziamento da bexiga antes de subir para o centro cirúrgico.
- Paramentação adequada com camisola hospitalar com abertura para as costas e uso de gorros. Atentar para o tamanho ideal para cada paciente, lembrando que os pacientes obesos e superobesos devem ter camisolas de tamanho ideal, proporcionando conforto e segurança.
- Remoção de adereços, como jóias, bijuterias, grampos de cabelos, maquiagem, esmalte e roupas íntimas.
- Inspecionar a boca para a retirada de dentadura e próteses removíveis, de modo a evitar, durante a indução anestésica, o deslocamento desses aparelhos até a garganta.
- Entregar aos familiares os objetos de valor.
- Verificar sinais vitais, atentando para possíveis anormalidades, o que deve ser comunicado à equipe cirúrgica e ao anestesiologista.

Assistência de Enfermagem no Pré-operatório do Obeso Mórbido

- Administrar medicamento pré-anestésico, se prescrito, atentando para possíveis efeitos colaterais.

- Realizar os registros do pré-operatório, incluindo todos os procedimentos realizados, as condições clínicas do paciente e, de acordo com a instituição, realizar o *check-list* do prontuário.

- Encaminhar o paciente em maca de transferência apropriada para obesos e superobesos, de maneira confortável e segura, com o uso de cobertores e atentando para a existência de soro, drenos ou sondas.

CAPÍTULO

4

Transoperatório do Paciente Obeso

Jandrice Carrasco

CONCEITO DE TRANSOPERATÓRIO

O período transoperatório compreende desde a entrada do paciente na sala de cirurgia até sua alta para a sala de recuperação. O enfermeiro assistencial deverá estar atento aos cuidados técnicos referentes aos equipamentos e materiais, bem como suprir as necessidades e satisfazer as expectativas dos pacientes.

Cabe ao enfermeiro zelar pela integridade física e o bem-estar desses pacientes, respeitando suas particularidades, seus valores e crenças. É importante ter em mente que o paciente obeso apresenta muitas particularidades devido às co-morbidades associadas e porque seu estado emocional poderá estar alterado devido à labilidade de humor e a possíveis transtornos psicológicos.

29

ETAPAS DO TRANSOPERATÓRIO

Admissão do paciente

Na admissão, cabe ao enfermeiro oferecer ao paciente apoio e atenção, respeitando suas particularidades e tratando-o como se fosse o único.

Os cuidados de enfermagem devem estar voltados para manter uma assistência humanizada, evitando intercorrências no transoperatório, como por exemplo, a infecção no sítio cirúrgico e a proteção da integridade da pele. Para isso é necessário prover e providenciar materiais e medicamentos utilizados no ato cirúrgico. O enfermeiro de centro cirúrgico deverá estar atento aos cuidados específicos prestados por esses pacientes.

Etapas na admissão do paciente

- Realizar *check-list* de todas as solicitações específicas relativas aos procedimentos, antes de chamar o paciente.
- Solicitar a central de transporte que encaminhe o paciente ao centro cirúrgico.
- Lavar as mãos.
- Receber o paciente na unidade cirúrgica, apresentando-se ao mesmo e verificando sua identificação.
- Orientar o paciente sobre as etapas que ele irá percorrer dentro do centro cirúrgico.
- Observar registros, confirmando com o paciente as informações de jejum e alergias medicamentosas, químicas e alimentares.
- Verificar a presença de patologias prévias, pois a grande maioria desses pacientes apresenta co-morbidades associadas ao IMC alto.
- Verificar o consentimento pré-operatório.
- Verificar a presença dos exames de sangue e de imagem.
- Observar se o paciente fez uso de medicamento pré-anestésico e o horário de sua administração.
- Confirmar a remoção de próteses e lentes.

- Observar o local a ser incisado, avaliando a integridade e o turgor da pele e a necessidade de cuidados específicos no posicionamento do paciente.
- Iniciar os cuidados de enfermagem específicos do transoperatório.

MARCAÇÃO DA CIRURGIA DO PACIENTE OBESO

No agendamento dos procedimentos nos pacientes obesos, o IMC destes pacientes deve ser solicitado ao cirurgião com o objetivo de adequar os equipamentos e instrumentais. Os cirurgiões devem ser questionados quando à necessidade de reserva de hemoterápicos e de lugar na unidade semi-intensiva ou unidade de terapia intensiva (UTI).

PREPARO DA SALA DE CIRURGIA PARA O PACIENTE OBESO

No preparo da sala de cirurgia, o enfermeiro deve prever e prover todos os materiais necessários aos procedimentos realizados no paciente obeso. O enfermeiro assistencial terá de realizar, antes da entrada do paciente, uma *check-list* referente aos materiais e equipamentos necessários com o objetivo de atendê-lo com segurança e eficácia.

Equipamentos e materiais necessários para procedimentos por videocirurgia

- Bisturi elétrico.
- Monitoramento cardíaco.
- Monitoramento não-invasivo da pressão.
- Bisturi harmônico.
- Monitor de vídeo com imagem nítida de 20 polegadas (duas unidades).

- Insuflador.
- Câmera de vídeo.
- Fonte de luz de xenônio (de preferência).
- Capnografia.
- Oximetria.
- Bomba de infusão (duas unidades).
- Aparelho de terapia compressiva seqüencial para uso nos membros inferiores.
- Oxigênio.
- Gás carbônico.
- Aspiração.
- Caixa de instrumental de videocirurgia com pinças longas (45cm).
- Trocartes de 13mm.
- Grampeadores descartáveis.
- Cargas específicas para grampeadores descartáveis.
- Tesoura do bisturi harmônico.
- Pinça Babycook descartável.

Equipamentos e materiais necessários para procedimentos abertos

- Bisturi elétrico.
- Monitoramento cardíaco.
- Monitoramento não-invasivo da pressão.
- Bisturi harmônico.
- Capnografia.
- Oximetria.
- Bomba de infusão (duas unidades).
- Aparelho de terapia compressiva seqüencial para uso nos membros inferiores.
- Oxigênio.
- Aspiração.
- Grampeadores descartáveis.

- Cargas para grampeadores descartáveis.
- Caixa de instrumental de laparotomia longo e material vascular.

ASSISTÊNCIA DE ENFERMAGEM AO PACIENTE OBESO NA SALA DE CIRURGIA

1. Preparar a mesa de cirurgia com o sistema de transferência por flutuação. Esse sistema auxilia a transferência do paciente ainda sedado, exigindo da equipe um esforço menor. Trata-se de um colchão especial que, ao ser insuflado com ar ambiente, permite que parte do ar, sob pressão, escape pela face inferior através de uma pequena perfuração, criando uma fina película de ar entre a base do leito e a mesa cirúrgica, o que possibilita uma remoção facilitada.
2. Outra forma de transferência é pelo Sistema Maquet de Transferência; este sistema, porém, ainda não é largamente utilizado em nosso meio.
3. Utilizar um lençol entre o paciente e o colchão.
4. Realizar a transferência da maca de transporte para a mesa cirúrgica, solicitando a colaboração do paciente e da equipe médica e de enfermagem, quando necessário.
5. Vestir a meia elástica no paciente (escolher a meia de acordo com o diâmetro de sua coxa) elevando um membro inferior de cada vez. Com a ajuda de um auxiliar, ao terminar de vestir as meias, observar se não houve garroteamento ou compressão exagerada de algum ponto, evitando, assim, problemas com a integridade da pele e perfusão tissular prejudicada.
6. O posicionamento na mesa de cirurgia é de extrema importância para a assistência de enfermagem. Todos os membros da equipe têm o dever de proteger o paciente ao posicioná-lo na mesa cirúrgica, evitando danos ortopédicos traumáticos de um posicionamento inadequado.

Transoperatório do Paciente Obeso

7. Posicionar o paciente na mesa cirúrgica de maneira confortável e tendo o cuidado de proteger toda a área corpórea, evitando lesões isquêmicas no transoperatório. Além disso, é importante o conhecimento do funcionamento normal, da manutenção, da variedade de uso e do potencial de risco das mesas cirúrgicas. Colocar as perneiras devidamente acolchoadas e evitar lesões de pele e úlceras de pressão.

8. Instalar o sistema de terapia compressiva seqüencial:
   - Evitando complicações dos fenômenos tromboembólicos.
   - A terapia compressiva seqüencial combate a estase sanguínea e as alterações da coagulação.
   - Cerca de 20% dos coágulos sanguíneos se formam na veia femoral.
   - Este aparelho deve permanecer até mesmo na unidade de internação, sendo retirado somente quando o paciente iniciar a deambulação.

9. O decúbito adotado no procedimento vai depender do tipo de cirurgia, convencional ou videolaparoscópica. É importante permanecer atentos aos locais em que haja pressão exercida sobre o corpo, a fim de evitar lesões em pele e complicações tromboembólicas. Devemos evitar, também, dobras nos lençóis e atritos maiores nessa área. Os braços devem ser mantidos ao longo do corpo, obedecendo à posição anatômica.

10. A mesa de cirurgia deve ser adequada ao paciente obeso, com capacidade superior a 270kg. Esta deverá ser bipartida, uma vez que os procedimentos videolaparoscópicos exigem o afastamento dos membros inferiores para o posicionamento do cirurgião, e reforçada na base e nos eixos, pois, quando colocamos o paciente em Fowler, o centro de gravidade e força será modificado para um só ponto; nesse momento, a mesa pode pender para um dos lados.

11. As perneiras devem ser colocadas acolchoadas, de modo que os membros inferiores permaneçam protegidos da parte metálica e não sofram compressão, evitando proble-

mas tromboembólicos. As aberturas das perneiras devem evitar a abdução e a compressão da artéria femoral.

12. Monitorar o paciente com:
- **Monitor cardíaco:** para verificação contínua do ECG, através de eletrodos colocados presos à pele, em região torácica anterior ou posterior, a depender do local da incisão cirúrgica.
- **Monitor de pressão não-invasivo:** o manguito de verificação da pressão arterial não-invasiva deverá ser adequado de acordo com o IMC. No paciente obeso, normalmente utilizamos o de número 12, evitando lesões de pele e traumatismos, bem como verificação inadequada.
- **Oximetria de pulso:** medindo a saturação de oxigênio arterial. Dois diodos enviam luz vermelha e radiação infravermelha através de um leito vascular arterial pulsante, como o da ponta do dedo. Deve-se atentar para fatores que podem interferir nessa medida, como esmalte de unha, extremidades frias e agitação do paciente.
- **Temperatura:** o tempo de permanência na sala cirúrgica e a temperatura baixa dessa sala são fatores que contribuem para a hipotermia. Nos casos de uso de dispositivos para aquecer o paciente, como colchão térmico, manta térmica e aquecedor de fluidos, devemos atentar para a hipertermia.
- **Capnografia:** a capnografia no transoperatório possibilita a utilização do CO_2 na cavidade, o qual poderá ser absorvido com intuito de avaliarmos a ventilação alveolar, uma vez que existe um pequeno diferencial entre o CO_2 arterial e o alveolar.

13. Assegurar um acesso venoso periférico com um dispositivo de bom calibre, lembrando que os pacientes obesos e superobesos têm acesso venoso dificultado devido ao volume de tecido adiposo.

14. Manter material para acesso venoso difícil, caso seja necessária dissecção venosa ou colocação de acesso venoso central.

15. Preparar o material para anestesia geral:
- *Kit* de intubação contendo:
  - Laringoscópio com lâmina 4, idealmente de fibra óptica, o que facilita a visualização, uma vez que esse paciente poderá ter pescoço curto.
  - Circuito de traquéias com filtro bacteriano.
  - Guedel 4.
  - Máscara de silicone.
  - Ambu.

16. Carro de anestesia apropriado para ventilação difícil com Foley para paciente obeso.

17. Auxiliar o anestesiologista na indução anestésica, disponibilizando o material e as medicações necessárias para o procedimento, mantendo próximo o material de intubação difícil (broncoscópio, laringoscópio de fibra óptica, máscara laríngea, laringoscópio de Burlard, tubo esofágico traqueal Combitube e cateter cricotireoidectomia). Paralelamente, os auxiliares de enfermagem devem prover abertura de campos cirúrgicos, caixas de instrumental, material médico hospitalar e materiais especiais descartáveis, além de todo o material necessário.

18. Realizar sondagem vesical com técnica, nos procedimentos com mais de 2 horas de duração, utilizando foco para visualização do meato urinário e o auxílio de mais um profissional (sexo feminino), uma vez que esses pacientes têm aumento do tecido adiposo nessa área devido à obesidade (algumas técnicas de septação gástrica dispensam a sondagem vesical, porém devemos ter sempre em mente o tempo cirúrgico para determinar ou não a necessidade).

19. Realizar degermação da área com solução padrão, que poderá ser à base de iodopovidona ou clorexidina, para o preparo da pele do local a ser incisado para a periferia, com o objetivo de remover sujidades e a microbiota transitória e reduzir a microbiota residente a níveis subpatogênicos em curto período de tempo, provocando uma inibição rápida da reprodução de microorganismos e evitando, com isto, infecções no sítio cirúrgico.

20. Colocar as faixas de contenção, protegendo a pele para evitar o deslocamento acidental do paciente nas mudanças de decúbito no ato cirúrgico.

21. Colocar placa de eletrodo de retorno o mais próximo possível do local a ser incisado, tendo sempre o cuidado de acomodá-la em local seco, sem presença de soluções ou umidade. A placa deverá estar bem aderida à pele e adequada ao equipamento a ser utilizado.

22. Aproximar os equipamentos da mesa cirúrgica:
- Carro de videolaparoscopia:
  - Dois monitores de 20 polegadas, insuflador, câmera de vídeo, fonte de luz xenon, torpedo de CO_2 (duas unidades).
  - Esse conjunto de equipamentos permite que o cirurgião tenha a visualização do campo cirúrgico através do monitor de televisão e possa realizar o procedimento cirúrgico via laparoscópica.
  - Manter o conjunto de equipamentos em um só módulo, denominado torre de vídeo.
  - Manter equipamentos conectados entre si e à corrente elétrica.
  - Manter torpedos de CO_2 cheios e calibrados.
  - Supervisionar a utilização correta dos cabos de fonte de luz e câmera de vídeo.
  - Posicionar a torre de vídeo, após colocação dos campos cirúrgicos, próximo e em posição confortável para o cirurgião.
- Bisturi harmônico: este tipo de bisturi converte a energia elétrica em mecânica, produzindo vibrações na lâmina que, aplicadas sobre o tecido, produzem a desnaturação de proteínas e a hemostasia, possibilitando o corte e a dissecção precisos e a coagulação eficaz, sem danos aos

tecidos colaterais, além de máxima visibilidade do campo, sem a presença de fumaça.

– Conectar eletrodo de retorno (placa) ao bisturi eletrônico.

– Colocar eletrodo de retorno (placa) o mais próximo da incisão cirúrgica.

– Colocar eletrodo de retorno (placa) em local com tecido adiposo abundante ou massa muscular.

– Não colocar eletrodo de retorno (placa) em local com proeminência óssea e com muitos pêlos.

23. Manter um auxiliar de sala atento às necessidades do cirurgião e do anestesiologista.

24. Supervisionar constantemente a sala cirúrgica.

25. Auxiliar a extubação do paciente, observando alterações hemodinâmicas e respiratórias, mantendo por perto todo o material de intubação difícil.

26. Fazer anotações de enfermagem em prontuário, ressaltando possíveis intercorrências. O prontuário é um documento, e deve ser preenchido de forma legível, objetiva e concisa.

27. Retirar o paciente da mesa cirúrgica, utilizando o sistema de transferência inflável e evitando traumas e lesões, com cuidado para evitar quedas e traumas.

28. Acompanhar o paciente até a RPA (recuperação pós-anestésica) ou UTI, conforme a necessidade de avaliação do cirurgião e anestesiologista, mantendo-se atento a:

   • Sinais vitais: atentar para alterações hemodinâmicas e respiratórias.

   • Nível de consciência, pois a sedação prolongada prejudica o início precoce da fisioterapia, que traz inúmeras vantagens para o paciente, como menor tempo de internação e deambulação e alimentação precoce.

   • Penso cirúrgico.

   • Presença de drenos, sondas e cateteres.

- Analgesia adequada em sala cirúrgica, pois o paciente com analgesia precária freqüentemente se mostra agitado e impaciente, levando aos riscos de transporte.
- Cuidado especial com o acesso venoso difícil que, uma vez perdido, pode comprometer uma emergência.
- Passar o plantão para o enfermeiro da recuperação pós-anestésica ou UTI.

DIAGNÓSTICO DE ENFERMAGEM NO TRANSOPERATÓRIO

Mobilidade física prejudicada relacionada ao procedimento cirúrgico e ao ato anestésico

INTERVENÇÃO

- Manter extremidades aquecidas.
- Reduzir os pontos de pressão externos.
- Instalar o aparelho de estimulação do retorno venoso.
- Proteger e colocar de maneira adequada as meias (elásticas) de compressão, evitando garroteamento.
- Risco de alteração da temperatura corporal devido à hipotermia no transoperatório relacionada à infusão parenteral de líquidos e ao centro cirúrgico.

Perfusão tissular periférica alterada relacionada ao comprometimento do fluxo sanguíneo secundário a hipertensão, trombose arterial e venosa e diabetes

FATORES RELACIONADOS

- Comprometimento do fluxo sanguíneo secundário a distúrbios vasculares.
- Presença de vias invasivas.

- Depósito venoso pendente.
- Hipotermia.

INTERVENÇÃO

- Manter membros aquecidos.
- Utilizar aquecedores de fluidos.
- Observar os sinais precoces de hipotermia: pele fria, palidez, despigmentação e vermelhidão.
- Observar termorregulação ineficaz, relacionada a oscilações de temperaturas ambientais, superfície e ao corpo molhado.

Perfusão tissular periférica alterada relacionada aos locais de pressão e constrição (bandagens e meias)

FATORES RELACIONADOS

- Comprometimento do fluxo sanguíneo secundário a distúrbios vasculares.
- Presença de vias invasivas.
- Depósito venoso pendente.
- Hipotermia.

INTERVENÇÃO

- Aquecer todos os objetos para o atendimento.
- Remover campos molhados sob o paciente após a degermação da pele.
- Manter ar-condicionado desligado até a cobertura total do paciente com campos cirúrgicos.

Risco de função respiratória alterada relacionada ao ato anestésico

INTERVENÇÃO

- Avaliar carro e materiais de anestesia na montagem da sala de cirurgia.

- Avaliar níveis dos gases anestésicos.
- Verificar se existem vazamentos dos gases anestésicos.
- Instalar capnografia no transoperatório.
- Montar aspirador completo no carro de anestesia.

Risco de infecção relacionada à cirurgia secundária à obesidade

INTERVENÇÃO

- Investigar os antecedentes cirúrgicos.
- Lavagem meticulosa das mãos.
- Técnica asséptica.
- Restringir procedimentos invasivos.
- Administrar terapia antimicrobiana prescrita.
- Realizar a degermação da pele.

CAPÍTULO

5

Pós-operatório do Paciente Obeso

Lília Doria

CONCEITO DE PÓS-OPERATÓRIO

O período pós-operatório estende-se do momento em que o paciente deixa a mesa cirúrgica até quando realiza a última consulta de acompanhamento com o cirurgião. As ações de enfermagem no período de pós-operatório devem ser sistematizadas com o objetivo de restabelecimento do paciente, aliviando a dor, prevenindo complicações pós-operatórias, promovendo a recuperação e preparando-o para a alta hospitalar, para que possa se autocuidar, ou ensinando a alguém responsável os cuidados com destreza e segurança. O conhecimento das alterações fisiopatológicas é fundamental para que o enfermeiro possa atuar da maneira correta. Uma cirurgia se configura anatomopatologicamente como uma lesão traumática resultante de uma agressão e, como tal, suscita uma resposta endocrinometabólica e os demais eventos fisiopatológicos dos traumas em geral.

43

Podemos caracterizar as bases fisiopatológicas do trauma cirúrgico como:

- **Agressão cirúrgica:** está presente desde a fase pré-operatória, passando pelo ato anestésico-cirúrgico e terminando no pós-operatório:
  - Jejum.
  - Lavagem intestinal.
  - Estresse cirúrgico.
  - Preparo da pele (tricotomia e degermação).
  - Anestesia (intubação, bloqueio).
  - Administração de medicações.
  - Ato cirúrgico propriamente dito, considerando os tempos cirúrgicos.
  - Posicionamento na mesa cirúrgica.
  - Perda de fluidos e sangue.
  - Uso de sondas, cateteres e drenos.
  - Imobilização no leito.
  - Complicações cirúrgicas e clínicas.
- **Reação neuroendócrina:** hormônios, como cortisol, aldosterona e insulina, apresentam alterações como:
  - Aumento da volemia.
  - Manutenção da pressão hidrostática intravascular.
  - Aumento da força de contração e da freqüência cardíaca.
  - Aumento das reservas de energia.
- **Repercussões do trauma cirúrgico:** hidroeletrolítica, ácido-básica e metabólica:
  - **Hipovolemia:** redução da água e do sólido extracelular, devido às diversas perdas (sangue, êmese, sudorese).
  - **Hiponatremia:** perdas de sangue, plasma ou água orgânica.
  - **Alcalose respiratória:** hiperventilação (anestesia, dor).
  - **Acidose metabólica:** deficiência perfusional vasoconstritiva.
  - **Hiperglicemia:** ativação da glicogenólise e da gliconeogênese.

- **Elevação de aminoácidos:** proteólise.
- **Catabolismo protéico:** balanço nitrogenado negativo e elevação do nitrogênio urinário.

ETAPAS DO PÓS-OPERATÓRIO

Pós-operatório imediato

Período que compreende as primeiras 24 horas após a cirurgia.

Pós-operatório mediato

Após as primeiras 24 horas da cirurgia, estendendo-se até a alta hospitalar.

Pós-operatório tardio

Período que sucede o anterior e se estende por 1 ou 2 meses, até a completa cicatrização das lesões ou a fase de ganho de peso.

PÓS-OPERATÓRIO IMEDIATO NO PACIENTE OBESO

Por ser este o período que compreende as primeiras 24 horas após a cirurgia, a enfermagem tem atuação intensiva e deve manter-se atenta à estabilidade hemodinâmica do paciente obeso, que tem uma probabilidade maior de apresentar intercorrências devido a fatores como pescoço curto, o que dificulta a respiração e o monitoramento dos sinais vitais, uma vez que comumente ele é portador de co-morbidades, como hipertensão arterial, dentre outras.

Assistência de enfermagem na sala de recuperação pós-anestésica

Chegando à recuperação pós-anestésica (RPA), a equipe de enfermagem, com base na prescrição médica, presta cuidado

voltado à recuperação da consciência, a estabilização dos sinais vitais, motilidade e homeostase do paciente.
Por isso, o enfermeiro deve:

- Proceder à admissão do paciente.
- Manter o paciente monitorado com ECG, pressão não-invasiva, capnografia (principalmente em pacientes portadores de apnéia do sono grave e portadores de doença pulmonar obstrutiva crônica [DPOC] prévia), oximetria e temperatura, com intervalos de 15 minutos na primeira hora e 30 minutos nas horas subseqüentes, ou com intervalos determinados por alterações hemodinâmicas.

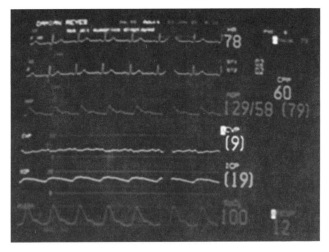

Figura 5.1 ☐ Monitor cardíaco.

- Observar nível de consciência.
- Manter cabeceira elevada em 45 graus, evitando complicações por regurgitação e/ou vômitos e aspiração.
- Administrar analgesia conforme protocolo, prescrição médica ou intercorrências, pois a analgesia adequada propicia uma admissão mais segura e tranqüila na sala de RPA.

Pós-operatório do Paciente Obeso

- Manter o sistema de terapia compressiva seqüencial até o início da deambulação.
- Avisar o serviço de fisioterapia sobre a chegada do paciente, para início das atividades fisioterapêuticas.
- Avaliar queixas do paciente, agindo conforme prescrição médica ou avaliação do anestesiologista.
- Avaliar sistematicamente vias aéreas, drenagens de sonda, drenos e cateteres.
- Avaliar constantemente as áreas com risco de compressão, prevenindo a rabdomiólise.
- Aplicar índice de Aldrete para verificar condições de alta da RPA:
  - Sistema de pontuação com base em critérios objetivos.
  - O índice do paciente é avaliado a cada 15 minutos, na primeira hora, e subseqüentemente a cada 30 minutos, a depender das necessidades individuais.
  - São avaliados o nível de consciência, a atividade muscular, a respiração, a circulação e a saturação de oxigênio.
  - Para cada item avaliado é dada uma pontuação de 0 a 10, sendo ideal para a alta da RPA o escore de 8 a 10, a depender de co-morbidades associadas.
- O tempo de permanência na RPA varia com o protocolo de cada instituição, mantendo-se numa média de 1 a 3 horas.
- Quando em condições de alta segundo o anestesiologista e o enfermeiro da RPA, o paciente é encaminhado para unidade de internação, unidade semi-intensiva ou unidade de terapia intensiva (UTI), a depender da indicação do anestesiologista.
- O paciente deve ser encaminhado nas melhores condições possíveis, principalmente quando se trata de pacientes obesos, cujas condições de estabilidade podem ser de controle mais difícil.
- O enfermeiro deve oferecer apoio emocional, uma vez que o paciente obeso geralmente apresenta quadro de baixa auto-estima e depressão.

É importante permanecer atento às complicações que podem ocorrer nesse período, como:

- **Hipotensão:** a hipotensão pode resultar da perda de sangue, hipoventilação, acúmulo de sangue nas extremidades, efeitos colaterais dos medicamentos e anestésicos, ou de simples mudanças de posição.
- **Choque:** pode resultar da hipovolemia e tem como sinais palidez, pele fria e úmida, respiração rápida, cianose dos lábios, gengiva e língua, pulso rápido, fraco e fino, diminuição da pressão no pulso, pressão arterial baixa e diurese concentrada.
- **Hemorragia:** complicação grave, pode levar o paciente a óbito. O paciente fica inquieto, a pele fica fria, úmida e pálida, a freqüência cardíaca aumenta, a temperatura cai, e as respirações são rápidas e profundas.
- **Hipertensão:** secundária à estimulação do sistema nervoso simpático devido a dor, hipoxia ou distensão da bexiga.
- **Arritmias:** estão associadas a desequilíbrio eletrolítico, dor e medicações anestésicas.
- **Dor:** está associada à manipulação do ato cirúrgico e ao nível de sensibilidade de cada paciente. O ideal é que se adote uma escala de dor, para que o paciente identifique nessa escala o mais próximo do que está sentindo e para que a enfermagem possa agir com maior precisão.
- **Ansiedade:** o próprio estresse cirúrgico e a preocupação com a recuperação e com a cura, associados aos outros fatores descritos, como a dor e a própria obesidade, podem contribuir para aumento da ansiedade.

As unidades devem estar providas de:

- Camas reforçadas, apropriadas para obeso e superobeso.
- Sanitários amplos, apropriados para pacientes obesos e superobesos, onde eles possam circular com conforto e segurança.

- Vaso sanitário reforçado, a fim de evitar quebra e acidentes.
- Barras de proteção no boxe para banho e nas laterais ao vaso sanitário.
- Boxe para banho amplo, de modo que os pacientes obesos e superobesos possam movimentar-se com segurança e conforto.
- Cadeira de banho reforçada.
- Poltrona com reforço nos pés, apropriada para obesos e superobesos.
- Manguito para medição de pressão arterial específico para pacientes obesos e superobesos, atentando para o IMC.

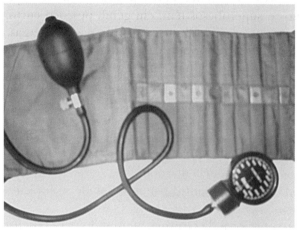

Figura 5.2 ☐ Monitor de pressão não-invasiva.

- Oxímetro de pulso, principalmente para os pacientes portadores de apnéia do sono.
- Carro de urgência, com itens especiais para o atendimento de emergência aos pacientes obesos e superobesos, incluindo material de intubação difícil.
- Profissionais preparados para trabalhar com pacientes obesos e superobesos, de modo que estes se sintam seguros e confiantes.

Nas unidades:

- O enfermeiro deve receber o paciente, identificando-o pelo nome.
- Deve apresentar-se de maneira cordial.
- Transportá-lo da maca para a cama da unidade, acomodando-o confortavelmente e com segurança. Lembrar que o paciente obeso exige atenção redobrada devido ao peso no transporte e na acomodação.
- Observar o nível de consciência.
- Manter as vias áreas permeáveis, instalar oxigênio suplementar, se prescrito, atentar para a posição no leito; os pacientes obesos e superobesos têm, em geral, pescoço curto, o que pode comprometer o funcionamento das vias aéreas.
- Manter cabeceira elevada a 45 graus, evitando complicações por regurgitação e/ou vômitos e aspiração.
- Manter o sistema de terapia compressiva seqüencial até o início da deambulação.
- Monitorar os sinais vitais, inicialmente de hora em hora, estendendo esse período a depender das condições clínicas do paciente. Pacientes obesos e superobesos geralmente são portadores de apnéia do sono.
- Observar a pele quanto a calor, umidade, coloração e compressão.
- Observar o local da cirurgia, atentando para o penso cirúrgico.
- Observar sinais de instabilidade hemodinâmica, como agitação ou inquietação, sudorese, aumento ou queda da pressão arterial.
- Observar sinais de choque:
  - Hipotensao arterial.
  - Taquicardia.
  - Mucosas descoradas.
  - Palidez, cianose e resfriamento das extremidades.
  - Pulso fino, rápido ou não perceptível.

- Hipotermia.
- Fluxo urinário diminuído ou ausente.
- Freqüência respiratória elevada.
- Alterações neurossensoriais.
- Observar prescrição médica e estipular os horários das medicações. Observar medicações administradas na sala de cirurgia, a fim de evitar superdosagens ou dosagens erradas.
- Observar queixas de dor, quanto à característica e à localização, verificar o último horário de analgésico administrado e medicá-lo conforme prescrição médica.
- Observar a presença de náuseas e vômitos quanto à intensidade, à freqüência e à característica do vômito, verificar o último horário da medicação administrada e medicá-lo conforme prescrição médica, além de mantê-lo com a cabeça lateralizada, para prevenir a aspiração de vômito.
- Observar punção venosa quanto à permeabilidade, ao tipo de solução e à freqüência correta do fluxo.
- Observar a presença de sistema de drenagem, monitorando o paciente quanto à quantidade e ao aspecto da drenagem.
- Observar a presença de sondas vesical ou gástrica, monitorando os débitos urinário e gástrico, respectivamente.
- Manter cuba-rim e toalha próximas ao paciente, em caso de náuseas e vômito.
- Manter chamada de enfermagem próxima ao paciente.
- Proporcionar informações ao paciente e à família.
- Avisar o serviço de fisioterapia, a fim de iniciar a deambulação precoce.
- Avisar o serviço de nutrição, a fim de iniciar a dieta assim que possível.
- Realizar histórico de enfermagem, nos casos de pacientes em urgência/emergência e que foram inicialmente para o centro cirúrgico.
- Aplicar a sistematização da assistência de enfermagem (SAE).

PÓS-OPERATÓRIO MEDIATO DO PACIENTE OBESO

Este período se segue às 24 horas da cirurgia e se estende pelo tempo posterior da cirurgia até a alta hospitalar. A enfermagem tem atuação menos intensiva, com menor freqüência de observações, porém não menos importante. Deve permanecer atenta à evolução do paciente mediante a sistematização da assistência prescrita de acordo com o tipo de cirurgia que ocorreu e mantendo-se vigilante quanto às patologias associadas.

Nas unidades:

- Observar o nível de consciência.
- Avaliar a evolução do paciente nas últimas 24 horas, observando anotações sobre intercorrências e queixas.
- Realizar exame físico no sentido cefalocaudal (inspeção, ausculta, palpação e percussão).
- Observar mucosas.
- Observar o local da cirurgia e o penso cirúrgico, atentando que nos pacientes obesos, em cirurgia abdominal, a camada de pele pode se sobrepor ao penso cirúrgico, dificultando a visualização.
- Se ele já deambula, observar marcha e, se necessário, solicitar ajuda da fisioterapia para uma deambulação mais segura.
- Se acamado, observar a postura, posicioná-lo de maneira confortável e prescrever o horário para mudança de decúbito, a fim de evitar úlceras de compressão e complicações como a rabdomiólise.
- Avaliar débito urinário; se sondado, por meio da drenagem; em caso de diurese espontânea, questionar sobre fluxo, aspecto e frequência.
- Observar distensão abdominal e realizar ausculta para identificar presença de ruídos hidroaéreos.
- Avaliar a dor, medicando conforme prescrição médica e promovendo ambiente calmo e confortável.

- Avaliar náuseas e/ou vômitos, medicando conforme prescrição médica, além de mantê-lo com a cabeça lateralizada para prevenir a aspiração de vômito.
- Avaliar a aceitação da dieta e comunicar ao nutricionista quaisquer intercorrências.
- Realizar retirada da punção venosa, conforme prescrição médica; se necessário, manter cateter hidrolisado.
- Efetuar a retirada de drenos e sondas, conforme prescrição médica, anotando a quantidade e o aspecto.
- Em pacientes portadores de diabetes, realizar glicemia capilar de horário e seguir esquema de insulinoterapia conforme prescrição médica. Permanecer atento aos sinais de hipoglicemia ou hiperglicemia.
- Encaminhar para higiene corporal, ajudando sempre que necessário e solicitando ajuda de mais profissionais da enfermagem, caso o paciente seja de difícil locomoção, atentando que o paciente obeso pode apresentar dificuldade maior em locomover-se no pós-operatório.
- Manter-se atento às necessidades psicossociais do paciente e da família, lembrando que o paciente obeso e o superobeso têm, geralmente, baixa auto-estima e risco de depressão.
- Manter a segurança do paciente.
- Aplicar a sistematização da assistência de enfermagem (SAE).
- Permanecer atento às complicações que podem ocorrer no pós-operatório.

Complicações respiratórias (mais graves e freqüentes)

- **Hipoventilação:** atelectasia, pneumonia.
- **Respiração ruidosa:** permeabilidade das vias áreas comprometida devido à obstrução das vias áreas e ao posicionamento no leito.
- **Respiração rápida e superficial:** pode dever-se à dor, ao curativo compressivo, e à dilatação gástrica, principalmente no paciente obeso e no superobeso.

Complicações hemodinâmicas

- **Choque:** palidez, pele fria e úmida, respiração rápida, cianose dos lábios, gengiva e língua, pulso rápido, fraco e fino, diminuição da pressão no pulso, pressão arterial baixa e diurese concentrada.
- **Hipertensão:** devido à ansiedade e à dor.
- **Hemorragia:** o paciente fica inquieto, a pele fica fria, úmida e pálida, a freqüência cardíaca aumenta, a temperatura cai e as respirações são rápidas e profundas.
- **Hipertensão:** secundária à estimulação do sistema nervoso simpático devido a dor, hipoxia ou distensão da bexiga.
- **Arritmias:** estão associadas a desequilíbrio eletrolítico, dor e medicações anestésicas.
- **Dor:** está associada à manipulação do ato cirúrgico e ao nível de sensibilidade de cada paciente.
- **Ansiedade:** o próprio estresse cirúrgico e a preocupação com a recuperação e com a cura, associados aos outros fatores descritos, como a dor, podem contribuir para aumento da ansiedade.

Complicações circulatórias

- **Trombose venosa profunda (TVP):** a inibição no sistema fibrinolítico resulta em hipercoagulabilidade sanguínea, devido ao estresse cirúrgico, desidratação, baixo débito cardíaco, acúmulo de sangue nas extremidades e repouso no leito.
- **Embolia pulmonar:** conseqüência da TVP.

Diagnósticos de enfermagem

DOR RELACIONADA À INCISÃO CIRÚRGICA

FATORES RELACIONADOS

- Trauma cirúrgico.
- Tipo de curativo cirúrgico.
- Deambulação no pós-operatório.

INTERVENÇÃO

- Identificar as atividades que aumentam ou diminuem a dor.
- Orientar quanto à importância da deambulação no pós-operatório.
- Ensinar medidas não-invasivas para alívio da dor, como relaxamento.
- Reduzir a falta de conhecimento, prestando esclarecimento sobre as causas da dor.
- Proporcionar o alívio da dor mediante a administração de analgésicos prescritos.
- Monitorar a dor após a administração do analgésico.
- Orientar a família quanto ao apoio emocional.

RISCO DE ELIMINAÇÃO TRAQUEOBRÔNQUICA INEFICAZ RELACIONADO A DEPRESSÃO DA FUNÇÃO RESPIRATÓRIA, DOR E REPOUSO NO LEITO

FATORES RELACIONADOS

- Dor no pós-operatório.
- Infecção.
- Dispnéia.
- Ortopnéia.

INTERVENÇÃO

- Administração de analgésicos prescritos.
- Investigar o alívio ideal da dor com o mínimo período de fadiga ou depressão respiratória.
- Auscultar a área pulmonar.
- Proporcionar mudança de decúbito no leito.
- Encorajar os exercícios de respiração profunda e de tosse controlada.

INTOLERÂNCIA À ATIVIDADE RELACIONADA À DOR E À FRAQUEZA SECUNDÁRIA À CIRURGIA

FATORES RELACIONADOS

- Dor no pós-operatório.
- Infecção.
- Ortopnéia.

INTERVENÇÃO

- Administração de analgésicos prescritos.
- Investigar o alívio ideal da dor com o mínimo período de fadiga ou depressão respiratória.
- Encorajar os exercícios de respiração profunda e de tosse controlada.
- Estimular a deambulação assim que a dor melhorar.
- Ensinar medidas não-invasivas para alívio da dor, como relaxamento.
- Monitorar a dor após a administração do analgésico.
- Orientar a família quanto ao apoio emocional.

DÉFICIT DE AUTOCUIDADO RELACIONADO À FADIGA E À DOR PÓS-OPERATÓRIA

FATORES RELACIONADOS

- Dor.
- Ansiedade.
- Fraqueza muscular secundária.
- Fadiga.
- Diminuição da motivação.

INTERVENÇÃO

- Investigar os elementos causadores de dor, ansiedade, fraqueza muscular, fadiga e diminuição da motivação.

- Proporcionar alívio da dor por meio de analgésicos prescritos.
- Promover a auto-estima e a autodeterminação.

INTEGRIDADE DA PELE PREJUDICADA RELACIONADA À INCISÃO E AOS LOCAIS DE DRENAGEM

FATORES RELACIONADOS

- Trauma cirúrgico.
- Obesidade.
- Diabetes.
- Desidratação.
- Curativos.

INTERVENÇÃO

- Identificar condições da pele.
- Aumentar a ingestão hídrica.
- Observar local da incisão quanto aos sinais de infecção.
- Proporcionar curativo de forma confortável.

RISCO DE INFECÇÃO DE FERIDA RELACIONADA À SUSCEPTILIBILIDADE PARA INVASÃO BACTERIANA

FATORES RELACIONADOS

- Trauma cirúrgico.
- Obesidade.
- Diabetes.
- Desidratação.
- Curativos.

INTERVENÇÃO

- Identificar condições da pele.
- Aumentar a ingestão hídrica.

- Observar local da incisão quanto aos sinais de infecção.
- Identificar indivíduos com risco de infecção.
- Reduzir a entrada de microorganismos nos indivíduos com técnica de lavagem das mãos.
- Administrar terapia antimicrobiana prescrita.
- Minimizar o tempo de permanência no hospital.
- Instruir indivíduo e família quanto a causas, riscos e contágio da infecção.

RISCO DE NUTRIÇÃO ALTERADA: INGESTÃO MENOR DO QUE AS NECESSIDADES CORPORAIS RELACIONADAS À DIMINUIÇÃO DA INGESTÃO E AUMENTO DAS NECESSIDADES DE NUTRIENTES SECUNDÁRIO À CIRURGIA

FATORES RELACIONADOS

- Diminuição do desejo de comer secundária à ansiedade.
- Vômitos.
- Infecção.
- Tipo de cirurgia, como bucomaxilo.
- Diarréias secundárias ao uso de medicações.
- Depressão.

INTERVENÇÃO

- Pesar diariamente.
- Explicar a importância da nutrição adequada.
- Proporcionar um ambiente agradável.
- Monitorar vômitos e diarréia quanto a quantidade, tipo e aspecto.
- Nos casos de vômito e diarréia, administrar medicações conforme prescrição médica.
- Estimular a ingestão de alimentos, de modo correto, obedecendo à prescrição e aos horários.
- Realizar balanço hídrico.
- Estimular a família a participar no apoio a uma alimentação adequada.

RISCO DE CONSTIPAÇÃO COLÔNICA RELACIONADA A EFEITOS DOS MEDICAMENTOS, CIRURGIA, ALTERAÇÕES DA DIETA E IMOBILIDADE

FATORES RELACIONADOS

- Efeitos colaterais de medicamentos.
- Efeitos da anestesia.
- Efeitos da manipulação cirúrgica.
- Dieta inadequada.
- Ingestão inadequada de líquidos.
- Diminuição do peristaltismo devido à imobilidade.

INTERVENÇÃO

- Ensinar a importância de uma dieta adequada.
- Orientar quanto ao aumento da ingesta de líquidos.
- Ensinar a massagear a parte inferior do abdome.
- Enfatizar a importância da deambulação.

RISCO DE GERENCIAMENTO INEFICAZ DO REGIME TERAPÊUTICO RELACIONADO A CONHECIMENTO INSUFICIENTE SOBRE O CUIDADO DA FERIDA, RESTRIÇÕES DIETÉTICAS, RECOMENDAÇÕES À ATIVIDADE, MEDICAMENTOS, CUIDADOS DE ACOMPANHAMENTO OU SINAIS E SINTOMAS DAS COMPLICAÇÕES

FATORES RELACIONADOS

- Complexidade do regime terapêutico.
- Custo financeiro.
- Efeitos colaterais da terapia.
- Experiências anteriores malsucedidas.
- Desconfiança do regime.

- Apoio social insuficiente.
- Conhecimento insuficiente.

INTERVENÇÃO

- Promover a confiança e a auto-eficácia positiva.
- Obter a confiança.
- Identificar fatores causadores e relacionados que impedem o controle eficiente.
- Identificar fatores que influenciam o aprendizado.
- Promover a participação da família.
- Explicar e discutir o processo da doença, o tratamento e os efeitos colaterais.
- Explicar os sinais e sintomas das complicações.

BAIXA AUTO-ESTIMA CRÔNICA RELACIONADA A SENTIMENTOS DE AUTODEGRADAÇÃO E REAÇÃO DOS OUTROS À CONDIÇÃO

FATORES RELACIONADOS

- Obesidade.
- Conhecimento insuficiente.
- Desconfiança do regime.
- Experiências anteriores.

INTERVENÇÃO

- Apoio emocional.
- Promover a confiança e a auto-eficácia positiva.
- Obter a confiança.
- Identificar fatores causadores e relacionados que impedem o controle eficiente.
- Identificar fatores que influenciam o aprendizado.
- Promover a participação da família.
- Explicar e discutir o processo da doença, o tratamento e os efeitos colaterais.

CUIDADOS COM A FERIDA CIRÚRGICA

Classificação das feridas cirúrgicas conforme o grau de contaminação

- **Limpa:** local não traumático, não infectado, sem inflamação, sem quebra da técnica asséptica e sem entrada em direção aos tratos: respiratório, geniturinário ou orofaríngeo.
- **Limpa-contaminada:** entrada em direção ao trato respiratório, geniturinário ou orofaríngeo, apendicectomia, pequena quebra da técnica asséptica e drenagem mecânica.
- **Contaminada:** feridas recentemente abertas por traumas, derramamento grosseiro vindo do trato gastrointestinal, grande quebra da técnica asséptica, entrando em direção ao trato geniturinário ou biliar, quando a urina ou a bílis está infectada.
- **Suja:** ferida traumática com cicatrização retardada, tecido desvitalizado, corpos estranhos ou contaminação fecal, inflamação aguda e drenagem purulenta encontrada durante o procedimento.

Fatores de risco que afetam a cicatrização

- Idade do paciente.
- Manipulação dos tecidos durante ato cirúrgico.
- Intercorrências como hemorragias e hipovolemia.
- Edema local.
- Curativo compressivo.
- Condições nutricionais.
- Hiperatividade do paciente.
- Condições imunológicas.
- Uso de medicações, como corticosteróides e anticoagulantes.

Fases de cicatrização

- **Inflamatória** – de 1 a 4 dias: ocorre a formação de coágulos sanguíneos, há pouco edema, e os restos do tecido danificado e os coágulos de sangue são fagocitados.

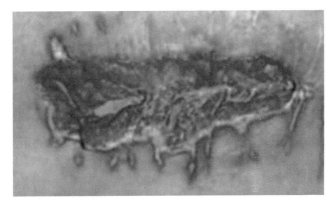

Figura 5.3 ☐ Fase inflamatória da cicatrização.

- **Proliferativa** – de 5 a 20 dias: ocorre pouca produção de colágeno, forma-se o tecido de granulação e a tensão da ferida aumenta.

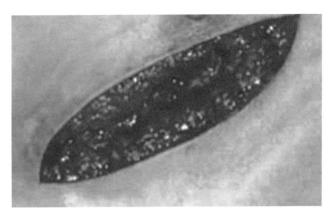

Figura 5.4 ☐ Fase proliferativa da cicatrização.

- **Maturação** – de 21 dias a meses ou anos: a força de tensão aumenta, os fibroblastos deixam a ferida e as fibras de colágeno se reorganizam e se comprimem para reduzir o tamanho da cicatriz.

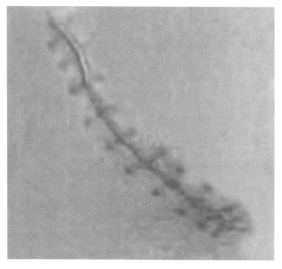

Figura 5.5 ☐ Fase de maturação da cicatrização.

Mecanismo de cicatrização das feridas

- **Cicatrização por primeira intenção:** ocorre em incisões limpas; a formação de cicatriz é mínima, e esta é normalmente coberta com curativos estéreis (por exemplo, cirurgias eletivas).
- **Cicatrização por segunda intenção:** ocorre nas feridas infectadas; feridas cujas bordas não foram aproximadas (por exemplo, abscesso).
- **Cicatrização por terceira intenção:** são as suturas secundárias, ocorre quando se procede ao fechamento secundário de uma ferida utilizando sutura (por exemplo, rompimento da sutura inicial).

Realização do curativo

- Lavar as mãos.
- Preparar o material a ser utilizado no curativo; lembrar que no paciente obeso submetido a cirurgias abdominais, pelo

Pós-operatório do Paciente Obeso

volume de tecido adiposo e pregas em abdome, é necessária fixação firme do curativo, e às vezes um outro profissional da enfermagem deve ajudar a segurar parte do abdome.

- Seguir protocolo da instituição em relação às soluções antissépticas utilizadas.
- Seguir prescrição médica em relação à utilização de algum medicamento na lesão.
- A troca do curativo deve ser feita diante das condições da ferida e a avaliação do enfermeiro quanto à periodicidade desse curativo.
- Remover o curativo anterior, retirando a fixação na direção da ferida, utilizando solução removedora padronizada pela instituição.
- Observar o curativo retirado quanto à presença de secreção; em caso positivo, atentar para odor, coloração e quantidade de secreção. Nos pacientes obesos e superobesos, devido ao tecido adiposo abundante, é habitual a presença de certa quantidade de serosidade.
- Caso a incisão conte com a presença de dreno de Penrose, mobilizar o dreno, observando a ocorrência de secreção, a quantidade e o aspecto.
- Seguir a técnica de realização de curativo, a depender de a ferida ser limpa ou suja.
- O tipo de curativo a ser utilizado dependerá do tipo da lesão.
- Registrar em prontuário o procedimento realizado com data, hora, tipo de ferida, soluções utilizadas, aspecto da ferida, tipo de curativo e se há presença de dreno, assinar e colocar o número de registro no conselho regional de enfermagem (COREN).

Complicações da ferida cirúrgica

- Hematoma.
- Infecção.
- Deiscência.
- Evisceração.

PREPARAÇÃO DO PACIENTE OBESO PARA ALTA HOSPITALAR

A preparação para alta hospitalar inicia quando o paciente chega à unidade hospitalar e continua durante toda a sua permanência. A enfermagem deve estar atenta à promoção do autocuidado por todo esse período, envolvendo a família, principalmente nos casos de pacientes obesos, que costumam apresentar diminuição da auto-estima e fatores depressivos.

- Esclarecer as dúvidas do paciente quanto à possibilidade do autocuidado.
- Conversar com a família sobre a ajuda que o paciente necessita.
- Orientar quanto ao tratamento terapêutico no que diz respeito aos horários e às dosagens das medicações.
- Orientar quanto aos cuidados com a ferida cirúrgica, que deve ser mantida sempre limpa e seca, orientando a realização do curativo, caso seja necessário.
- Orientar a observação quanto aos sinais de infecção, como vermelhidão, dor, edema, aumento do calor em torno da ferida cirúrgica.
- Orientar quanto à presença de febre e/ou calafrios; devendo o cirurgião ser informado imediatamente.
- Orientar quanto a atividades diárias, como banho, afazeres domésticos e reinício das atividades profissionais.
- Orientar quanto à importância de manter as orientações médicas e a data do retorno para revisão médica.
- Esclarecer as dúvidas do paciente e da família.

PÓS-OPERATÓRIO TARDIO DO PACIENTE OBESO

Período que sucede à alta hospitalar e se estende por 1 ou 2 meses até a completa cicatrização das lesões ou a fase de ganho de peso. A enfermagem não tem atuação direta nesta fase, uma vez que o paciente se encontra fora do ambiente hospitalar. De maneira indireta, porém, o enfermeiro atua na preparação desse paciente para o autocuidado, principalmente devido às limitações que um paciente obeso cirúrgico apresenta. Nessa fase, exemplos da atuação da enfermagem são a visita domiciliar e o acompanhamento tipo *home care*.

Devemos partir do princípio de que cada indivíduo, quando lúcido e orientado, tem condições de controlar sua vida e pode fazer as escolhas que melhor se adaptem ao estilo de vida de cada um.

Em relação aos pacientes obesos e superobesos, nos quais estão presentes fatores psicossociais, o enfermeiro deve encorajá-los a aceitar a responsabilidade sobre o autocuidado e promover instrumentos que venham a ajudá-los nessa tarefa.

O enfermeiro deve estar atento às informações dadas pelo paciente durante o histórico de enfermagem, como os padrões de estilo de vida, o ambiente em que vive, o nível de entendimento sobre o procedimento realizado, suas crenças e sua auto-avaliação, para que possa conduzi-lo durante todo o tempo de internação e prepará-lo para o autocuidado.

A família desempenha importante papel na vida do paciente, proporcionando um elo entre ele e a equipe de saúde, e ajudando com os recursos emocionais para a melhor recuperação desse paciente. Por isso, deve receber da enfermagem toda a atenção, informações e orientações sobre tratamento, procedimentos, preparo para a alta e cuidados em casa:

- Mantê-lo informado sobre o autocuidado higiênico, orientando que o banho é importante para manter limpo o local próximo à cirurgia e evitar infecção.
- Mantê-lo informado quanto à auto-administração das medicações prescritas, através da receita médica. Observar para o tipo de medicamento, à dosagem e aos horários estipulados,

tendo como padrão os horários em que era administrado no hospital.

- Mantê-lo orientado quanto ao autocuidado com a ferida cirúrgica, que deve ser mantida limpa e seca. Se existe penso cirúrgico, este deve ser protegido no momento do banho e removido se molhar ou ficar úmido. Se a ferida cirúrgica estiver descoberta, pode ser molhada durante o banho e depois bem enxugada, realizando-se curativo com solução anti-séptica recomendada pelo médico.
- Mantê-lo orientado quanto às possíveis complicações cirúrgicas. Atentar para aumento da temperatura, vermelhidão próxima ao local da cirurgia, edema, dor intensa ou qualquer outra queixa que venha a apresentar.
- Orientá-lo a procurar o cirurgião para revisão pós-operatória ou sempre que houver dúvidas.
- No caso de visita domiciliar, supervisionar o autocuidado, reorientando quando necessário.
- No caso de visita domiciliar, manter contato direto com o cirurgião e apresentar relatório da evolução do paciente.

Diagnóstico de enfermagem

DOR RELACIONADA À INCISÃO CIRÚRGICA

FATORES RELACIONADOS

- Tipo de curativo cirúrgico.
- Deambulação.

INTERVENÇÃO

- Identificar as atividades que aumentam ou diminuem a dor.
- Orientar quanto à importância da deambulação.
- Ensinar medidas não-invasivas para alívio da dor, como relaxamento.
- Reduzir a falta de conhecimento, prestando esclarecimento sobre as causas da dor.

- Orientar a utilização apenas de analgésicos prescritos pelo médico para alívio da dor.
- Orientar a família quanto ao apoio emocional.
- Orientar a família quanto à ajuda para a deambulação.
- Orientar o paciente a procurar o médico em caso de dor intensa.

INTOLERÂNCIA À ATIVIDADE RELACIONADA A DOR E FRAQUEZA SECUNDÁRIAS À CIRURGIA

FATORES RELACIONADOS

- Dor no pós-operatório.
- Infecção.
- Ortopnéia.

INTERVENÇÃO

- Orientar a utilização de analgésicos prescritos pelo médico.
- Orientar a investigação se o alívio da dor ocorre com o repouso.
- Orientar a realização de exercícios de respiração profunda e de tosse controlada.
- Orientar a deambulação assim que a dor melhorar.
- Orientar o paciente a executar as medidas não-invasivas de alívio da dor, como relaxamento.
- Orientá-lo a procurar o médico em caso de dor intensa.
- Orientar a família quanto ao apoio emocional.

DÉFICIT DE AUTOCUIDADO RELACIONADO A FADIGA E A DOR PÓS OPERATÓRIAS

FATORES RELACIONADOS

- Dor.
- Ansiedade.
- Fraqueza muscular secundária.

Pós-operatório do Paciente Obeso

- Fadiga.
- Diminuição da motivação.

INTERVENÇÃO

- Orientar a investigação dos elementos que causam dor, ansiedade, fraqueza muscular, fadiga e diminuição da motivação.
- Orientar a utilização de analgésicos prescritos pelo médico.
- Promover a auto-estima e a autodeterminação.
- Orientar a família quanto ao apoio emocional.
- Orientar quanto a realização de atividades que proporcionem prazer e satisfação.

INTEGRIDADE DA PELE PREJUDICADA RELACIONADA AO CURATIVO CIRÚRGICO

FATORES RELACIONADOS

- Trauma cirúrgico.
- Obesidade.
- Diabetes.
- Desidratação.
- Curativos.

INTERVENÇÃO

- Orientar o aumento da ingestão hídrica.
- Orientar a observação do local da incisão quanto a vermelhidão, edema e dor.
- Proporcionar posição confortável.
- Orientar quanto à lavagem das mãos.

RISCO DE INFECÇÃO DE FERIDA RELACIONADA À SUSCEPTILIBILIDADE PARA INVASÃO BACTERIANA

FATORES RELACIONADOS

- Trauma cirúrgico.
- Obesidade.

- Diabetes.
- Desidratação.
- Curativos.

INTERVENÇÃO

- Orientar o aumento da ingestão hídrica.
- Orientar a observação do local da incisão quanto a vermelhidão, edema e dor.
- Orientar quanto à lavagem das mãos.
- Orientar quanto ao uso correto da terapia antimicrobiana prescrita pelo médico, seguindo os horários conforme orientação do enfermeiro no momento da alta hospitalar.
- Instruir indivíduo e família quanto às causas, os riscos e o contágio da infecção.

RISCO DE NUTRIÇÃO ALTERADA: INGESTÃO MENOR DO QUE AS NECESSIDADES CORPORAIS RELACIONADA À DIMINUIÇÃO DA INGESTÃO OU AUMENTO DAS NECESSIDADES DE NUTRIENTES SECUNDÁRIO À CIRURGIA

FATORES RELACIONADOS

- Diminuição do desejo de comer secundária à ansiedade.
- Vômitos.
- Infecção.
- Diarréias secundárias ao uso de medicações.
- Depressão.

INTERVENÇÃO

- Explicar a importância da nutrição adequada.
- Em caso de ocorrência de vômitos e diarréia, orientar o paciente a anotar a quantidade, o tipo e o aspecto e comunicar ao cirurgião ou procurar unidade de emergência.

Pós-operatório do Paciente Obeso

- Nos casos de vômito e diarréia, orientá-lo para utilizar apenas medicações prescritas pelo médico.
- Orientar quanto à ingestão de alimentos, de maneira correta, obedecendo à prescrição, os horários e a orientação do nutricionista.
- Estimular a família a participar no apoio a uma alimentação adequada.

RISCO DE GERENCIAMENTO INEFICAZ DO REGIME TERAPÊUTICO RELACIONADO AO CONHECIMENTO INSUFICIENTE SOBRE O CUIDADO DA FERIDA, AS RESTRIÇÕES DIETÉTICAS, AS RECOMENDAÇÕES QUANTO ÀS ATIVIDADES, OS MEDICAMENTOS, OS CUIDADOS DE ACOMPANHAMENTO OU OS SINAIS E SINTOMAS DAS COMPLICAÇÕES

FATORES RELACIONADOS

- Complexidade do regime terapêutico.
- Custo financeiro.
- Efeitos colaterais da terapia.
- Experiências anteriores malsucedidas.
- Desconfiança do regime.
- Apoio social insuficiente.
- Conhecimento insuficiente.

INTERVENÇÃO

- Orientar o paciente a manter a autoconfiança e a auto-eficácia positiva.
- Identificar fatores causadores e relacionados que impedem o controle eficiente.
- Identificar fatores que influenciam o aprendizado.
- Promover a participação da família.
- Explicar e discutir o processo da doença, o tratamento e os efeitos colaterais.
- Explicar os sinais e sintomas das complicações.

CAPÍTULO

6

Cirurgia de Urgência no Paciente Obeso

Lília Doria

Toda intervenção cirúrgica implica a ocorrência de trauma, que é proporcional à extensão, à singularidade ou à multiplicidade dos procedimentos realizados, em conjunto com as condições do paciente, como idade, estado nutricional e doença básica e associadas.

Quando constatamos que o paciente obeso costuma ter patologias associadas, como descrito em capítulo anterior, e que os riscos de instabilidade hemodinâmica e metabólica devem ser considerados nesses pacientes, passamos a entender como essas patologias podem contribuir de modo desfavorável para o sucesso do ato cirúrgico.

As cirurgias de urgências ocorrem, por definição, quando o problema exige providências dentro de 24 a 30 horas. As cirurgias de emergência exigem atendimento imediato, e a demora pode ameaçar a vida, ao passo que a cirurgia eletiva pode ser marcada segundo a conveniência do paciente e do cirurgião.

Ao ser informada que se trata de um paciente obeso, no momento da marcação da cirurgia, a equipe de enfermagem deve sistematizar sua assistência de acordo com o descrito no Capítulo 4, a fim de evitar possíveis complicações. A seguir, encontram-se descritas as cirurgias de urgência mais comuns, porém não as mais importantes, que acometem o indivíduo nas mais variadas situações. O que não podemos tirar do foco é a assistência especial que o paciente obeso necessita receber para evitar complicações.

ABDOME AGUDO

Denomina-se abdome agudo a condição clínica caracterizada por dor abdominal, que se instala de maneira aguda, à qual se associa, freqüentemente, outra manifestação local e geral, que pode ter extrema gravidade.

A dor abdominal, que leva o indivíduo a procurar o atendimento de urgência, pode estar relacionada a vários fatores, como infecções, perfurações, hemorragias ou obstrução.

A dor é um sintoma subjetivo, e por isso é de grande importância uma anamnese minuciosa, para que se possa tentar relacioná-la a algum diagnóstico. Se o paciente tiver condições, é importante solicitar que ele mostre o local exato da dor.

O início dos sintomas com dores de evolução rapidamente progressivas relaciona-se com cólicas renais e biliares, fenômenos isquêmicos, entre outros. As dores de evolução gradual são características dos processos inflamatórios, como a apendicite aguda.

À anamnese, é preciso estar atento a várias queixas, como náuseas e vômitos, anorexia, ritmo intestinal e, no sexo feminino, a menstruação. O exame físico deve ser detalhado e objetivo. O paciente deve estar bem posicionado e confortável, a fim de colaborar com o exame. É importante realizá-lo no sentido cefalocaudal, e deve-se estar atento a todos os detalhes, como ruídos hiperativos, alça palpável tensa e hiperalgesia à palpação, o que pode ajudar no diagnóstico de obstrução intestinal, volvo dos sigmóides e processo inflamatório, respectivamente.

Os quadros mais encontrados em uma emergência, quando se trata de abdome agudo, são apendicite aguda, cólica biliar, colecistite aguda, úlcera péptica perfurada, obstrução intestinal, diverticulite aguda, pancreatite aguda, cólica renal e, no sexo feminino, gravidez ectópica e doença inflamatória pélvica.

O abdome agudo pode ser diagnosticado como:

- **Inflamatório:** nos casos de apendicite aguda, colecistite aguda e peritonite.
- **Perfurante:** nos casos de perfuração do apêndice e da vesícula biliar.
- **Obstrutivo:** nos casos de volvos e bridas.
- **Hemorrágicos:** nos casos de gravidez ectópica, cisto hemorrágico de ovário ou ruptura de aneurisma abdominal.
- **Vascular:** trombose de artéria mesentérica.

A realização de exames laboratoriais e de imagem é de grande importância no sentido de ajudar no diagnóstico. Cabe à equipe de enfermagem manter-se atenta às condições do paciente para realização desses exames. Os exames laboratoriais, como o hemograma, dão subsídios ao médico cirurgião na busca do diagnóstico principal e do diagnóstico diferencial. Os exames de imagem incluem raio-X simples do abdome, ultrasonografia e tomografia computadorizada. A escolha depende da suspeita diagnóstica, em que a associação com a clínica é de grande importância.

Associados aos sintomas apresentados, os pacientes obesos têm co-morbidades, diâmetro ântero-posterior elevado e abdome volumoso, o que dificulta o exame físico e a definição do diagnóstico propriamente dito.

O enfermeiro deve realizar o exame físico de forma que não afete a auto-estima do paciente, uma vez que nas situações de emergência, o paciente desconhece o profissional enfermeiro.

Cirurgia de Urgência no Paciente Obeso

Colecistectomia

A vesícula biliar é um órgão em formato de pêra, aderente à superfície inferior do fígado, em um sulco que separa os lobos direito e esquerdo. Quando completamente distendida, contém cerca de 50mL de bile.

A colecistite é definida como uma inflamação na vesícula biliar, em que ocorre formação de cálculos de colesterol. Sua incidência é maior nas mulheres obesas, multíparas e naquelas em uso de contraceptivo oral, aumentando com a idade.

Em 75% dos pacientes, os cálculos biliares são compostos, predominantemente (70% a 95%), por colesterol e são chamados de cálculos de colesterol. Os 25% restantes são cálculos de pigmento.

Dieta alimentar, hidratação adequada e antibioticoterapia costumam ser satisfatórias. Quando o quadro evolui para toxemia, a conduta é cirúrgica.

O tratamento cirúrgico da colecistite é a colecistectomia, ou seja, a retirada da vesícula biliar, que pode ser realizada por via tradicional ou via videolaparoscópica.

A colecistectomia laparoscópica é um procedimento realizado por meio de uma pequena incisão na parede abdominal, na região do umbigo, associada a outras pequenas incisões, utilizando trocarte que serve para introdução de instrumentais cirúrgicos. Dióxido de carbono (pneumoperitônio) é insuflado na cavidade abdominal para visualização das estruturas abdominais e para estabelecer um campo cirúrgico para o trabalho do cirurgião. O cirurgião, por meio de um aparelho de fibra óptica, na região do umbigo, visualiza o interior do paciente no monitor de televisão.

A colecistectomia aberta é realizada mediante incisão no abdome, de modo que a vesícula seja visualizada diretamente e abordada para retirada dos cálculos. Seus riscos são maiores do que por via laparoscópica.

Quando utilizada a via laparoscópica, é de responsabilidade da enfermagem prover esses equipamentos e instrumentais e manter torpedos de dióxido de carbono cheios, para que o tempo cirúrgico ocorra com segurança.

O enfermeiro deve realizar o histórico de enfermagem, atentando para o estado respiratório no momento, o uso de fumo, doenças pulmonares prévias, e avaliar os resultados dos exames. O paciente obeso deve ter a atenção do enfermeiro em relação às co-morbidades associadas, as quais, no momento de uma cirurgia de urgência, podem repercutir de forma negativa. Ele deve permanecer atento ao seu estado emocional, uma vez que se trata de um paciente, geralmente, com baixa auto-estima. Com base nesse histórico, serão prescritas as intervenções de enfermagem.

Apendicectomia

A apendicite, definida como inflamação do apêndice vermicular, é a causa mais comum de cirurgia abdominal de emergência e pode ocorrer em todas as faixas etárias.

O fator desencadeador do processo é, geralmente, a obstrução do lúmen apendicular, cuja causa principal é a hiperplasia linfóide. Outras causas são fecalitos, corpos estranhos ou neoplasias.

À medida que a apendicite progride, o aporte sanguíneo é comprometido pela infecção bacteriana na parede. Distensão da luz pelo pus, gangrena e perfuração ocorrem em aproximadamente 24 horas.

A apendicite aguda pode ser classificada em simples ou edematosa, gangrenosa ou perfurada, com base no achado cirúrgico e na aparência macroscópica.

O quadro clínico pode revelar uma seqüência de sinais e sintomas, que iniciam com dor abdominal epigástrica, seguida por dor em fossa ilíaca direita, anorexia, náuseas ou vômitos e febre. No entanto, nem todos os pacientes terão todos esses sintomas, existindo casos atípicos.

Além do quadro clínico, é importante a confirmação do diagnóstico com exames laboratoriais, ultra-sonografia abdominal e tomografia computadorizada do abdome.

Raramente, o processo de apendicite em instalação pode regredir espontaneamente, sendo a conduta eminentemente cirúrgica.

A cirurgia para retirada do apêndice é denominada apendicectomia, que pode ser realizada por via tradicional ou via laparoscópica.

A principal complicação da apendicite é a perfuração do apêndice, o que pode levar a peritonite ou a abscesso. Sua incidência é de 10% a 32%, e a perfuração, geralmente, ocorre 24 horas após o início da dor.

O enfermeiro tem o papel importante de reduzir a ansiedade, por ser esta uma cirurgia de urgência, promover o alívio da dor e traçar o plano pré-operatório.

O paciente obeso deve ter a atenção do enfermeiro em relação às co-morbidades associadas que, no momento de uma cirurgia de urgência, podem repercutir de forma negativa. O enfermeiro deve permanecer atento ao seu estado emocional, uma vez que se trata de um paciente, geralmente, com baixa auto-estima.

Volvo

Volvo é definido pela ocorrência de rotação de um segmento do intestino sobre um eixo formado por seu mesentério, podendo resultar em obstrução parcial, ou completa, da luz. Em países cuja população consome uma dieta rica em resíduos, o volvo é etiologia mais freqüente de obstrução do intestino grosso.

O paciente refere dor tipo cólica, de maneira intensa e intermitente, que depois evolui para dor contínua com presença de vômito. O abdome apresenta-se distendido e podem desenvolver-se vômitos fecais. O diagnóstico é comprovado por imagem radiográfica do abdome.

Quatro tipos de volvo podem ocorrer: volvo do cólon, volvo do sigmóide, o mais comum, volvo do cólon transverso e volvo da flexura esplênica.

A incidência de obstrução intestinal por bridas e aderências diminuiu após a larga utilização das operações por videolaparoscopia.

A enfermagem tem atuação no monitoramento dos sintomas, principalmente em caso de distensão abdominal com presença de vômitos fecais, realizando o preparo pré-operatório e promovendo a diminuição da ansiedade com apoio emocional. Atentar para essa observação, uma vez que o paciente obeso tem o diâmetro ântero-posterior grande, o que dificulta uma avaliação precisa.

O paciente obeso deve ter a atenção do enfermeiro no que se refere às co-morbidades associadas as quais, no momento de uma cirurgia de urgência, podem repercutir de forma negativa. Ele deve permanecer atento ao estado emocional, uma vez que se trata de um paciente, geralmente, com baixa autoestima.

Gravidez ectópica

Gravidez ectópica é a implantação e o desenvolvimento do ovo fora da grande cavidade uterina. A localização tubária é a mais freqüente, representando 95% dos casos, e as principais causas são salpingites, cirurgias tubárias prévias, alterações anatômicas, endometriose e uso de dispositivo intra-uterino (DIU).

Os sinais e sintomas variam de amenorréia até pequeno sangramento vaginal. Inicialmente, pode ocorrer sem dor, quando o diagnóstico é identificado precocemente, e evoluir para dores abdominais intensas e instabilidade hemodinâmica, nos casos de ruptura. Ao exame físico, é percebido útero com aumento de volume.

Exames laboratoriais, como hematócrito, gonadotropina coriônica humana, e exames de imagens, como a ultra-sonografia transvaginal, associados aos sinais e sintomas, confirmam o diagnóstico de gravidez ectópica.

O tratamento é cirúrgico, com procedimentos realizados para remover a gestação ectópica e preservar o mais possível a trompa uterina. A cirurgia pode ser a laparotomia, principalmente nos casos de gravidez ectópica rota, ou via videolaparoscópica.

Obstrução do intestino delgado

A obstrução é o distúrbio operatório mais comum do intestino delgado e implica uma barreira física que compromete a progressão aboral do conteúdo intestinal, podendo ser completa ou parcial.

Várias são as causas de obstrução do intestino delgado, como aderências, neoplasias, hérnia, corpos estranhos, estenose e doença intestinal inflamatória, cada qual com suas particularidades, o que provoca uma obstrução parcial ou total. Os exames laboratoriais e de imagem conduzirão à terapêutica expectante ou cirúrgica.

O diagnóstico é dado pelo quadro clínico, associado aos exames complementares. No estudo laboratorial, são importantes o hemograma completo, o hematócrito e a hemoglobina; o estudo radiológico pode ser associado à ultra-sonografia e à tomografia computadorizada.

A enfermagem deve permanecer atenta às necessidades de passagem de sonda nasogástrica, além de efetuar os preparos de rotina para cirurgias abdominais. Caso se trate de um paciente obeso ou superobeso, os cuidados devem ser maiores, devido à anatomia do pescoço, o que pode dificultar a passagem da sonda nasogástrica. É importante observar e registrar em prontuário o retorno da sondagem.

Aneurisma de aorta

Aneurisma é um saco ou dilatação localizada, envolvendo uma artéria, formado em um ponto enfraquecido na parede do vaso.

Segundo sua origem, os aneurismas são classificados como:

- **Congênitos:** distúrbios primários do tecido conjuntivo.
- **Mecânicos:** fístulas.
- **Traumáticos:** lesões arteriais penetrantes, lesões arteriais fechadas, pseudo-aneurismas.
- **Inflamatórios:** associado à arterite.
- **Infecciosos:** bacteriano, fúngico.
- **Degenerativos relacionados à gestação.**
- **Anastomóticos e aneurisma de enxerto:** pós-sutura e infecção.

Um quadro de aneurisma é considerado grave quando há risco de rompimento, levando à hemorragia e possivelmente ao óbito. Ao cuidarmos de pacientes obesos e superobesos, que costumam apresentar um diâmetro ântero-posterior grande, podemos encontrar dificuldades de diagnóstico pelo exame físico.

Tipos de aneurisma:

- **Aneurisma de aorta abdominal:** ocorre mais em homens idosos do que em mulheres. Tem como fatores de risco a hipertensão, a arterosclerose e a hereditariedade. A queixa principal dos pacientes é uma sensação de pulso no abdome, e a tomografia computadorizada é o método de escolha para confirmar o diagnóstico.
- **Aneurisma de aorta torácica:** é mais freqüente em homens. O fator de risco predominante é a aterosclerose. Trinta e três por cento dos pacientes com aneurisma torácico morrem devido à ruptura. A queixa principal é a dor, que pode ser acompanhada de desconforto respiratório, tosse e disfagia.
- **Aorta dissecante:** mais freqüente na faixa etária entre os 50 e os 70 anos, ocorre também em indivíduos com menos de 40 anos, nos casos de gravidez, e em patologias das valvas aórti-

ca e bicúspide. A queixa principal é a dor precordial, de forma aguda, que pode estender-se até o abdome e confundir o diagnóstico com infarto do miocárdio, sendo a tomografia computadorizada o método de escolha para diferenciar o diagnóstico.

Diagnósticos de enfermagem nas cirurgias de urgência de abdome agudo

- Risco de função respiratória alterada relacionado à incisão abdominal alta e à contenção respiratória secundária à dor.
- Risco de mucosa oral alterada relacionado ao estado NPO e à respiração pela boca secundária à intubação nasogástrica.
- Risco de infecção relacionado a um local para invasão bacteriana.
- Risco de função respiratória alterada relacionado ao estado pós-anestésico, à imobilidade pós-operatória e à dor.
- Dor aguda relacionada à incisão, à flatulência e à imobilidade.
- Risco de constipação relacionado à diminuição do peristaltismo secundária aos efeitos da anestesia, à imobilidade e à medicação para dor.
- Baixa auto-estima crônica relacionada aos sentimentos de autodegradação e à reação dos outros à condição.
- Medo relacionado à experiência cirúrgica, à perda do controle e ao resultado imprevisível.
- Ansiedade relacionada aos procedimentos pré-operatórios e pós-operatórios.

FATORES RELACIONADOS

- Ato cirúrgico.
- Efeito sedativo de medicação.
- Anestesia.
- Dor.
- Medo.

Cirurgia de Urgência no Paciente Obeso

- Ansiedade.
- Obesidade.

INTERVENÇÃO

- Realizar histórico de enfermagem, coletando dados biográficos, queixa principal, doença atual, história passada, história familiar e perfil do paciente.
- Realizar exame físico, com inspeção, palpação, percussão e ausculta.
- Realizar diagnóstico de enfermagem.
- Oferecer apoio emocional ao paciente e à família.
- Orientar quanto ao procedimento cirúrgico e à anestesia, quando possível.
- Investigar tempo de jejum.
- Realizar punção venosa com cateter de grosso calibre e em veia de boa perfusão
- Instalar solução venosa, conforme prescrição médica.
- Realizar controle de gotejamento.
- Realizar passagem de sonda vesical, se prescrita.
- Realizar passagem de sonda nasogástrica, se prescrita.
- Medicar com analgésico, antibióticos, anticoagulante, antiemético ou qualquer outra terapia medicamentosa, conforme prescrição médica.
- Monitorar sinais vitais (pressão arterial, temperatura, pulso, respiração e saturação de oxigênio).
- Solicitar técnico de laboratório para coleta de exames, conforme solicitação médica.
- Solicitar técnico do serviço de imagem para realização de exame de imagem (raio-X, ultra-sonografia, tomografia computadorizada), conforme solicitação médica.
- Realizar tricotomia de acordo com o tipo de intervenção cirúrgica, seguindo protocolo da instituição.
- Encaminhar para banho, quando possível, e troca da roupa hospitalar.

- Solicitar retirada de adereços e prótese dentária, quando necessário.
- Encaminhar para o centro cirúrgico.
- Orientar a família quanto ao encaminhamento para recepção do centro cirúrgico.

POLITRAUMA

Um paciente politraumatizado difere pelas próprias circunstâncias que acometem seu estado clínico, passando de um estado inicialmente satisfatório para, após um acidente, o de um paciente grave.

Quando se trata de pacientes obesos e superobesos a gravidade é ainda maior, devido às co-morbidades que normalmente estão presentes nesses pacientes e à dificuldade em assistência emergencial nos procedimentos a serem realizados, desde uma punção venosa até uma intubação traqueal. O paciente que chega à emergência vítima de trauma deve encontrar profissionais qualificados e especializados para esse tipo de atendimento, evitando futuras complicações e garantindo um atendimento seguro.

Um trauma pode ser definido como dano causado ao corpo pela exposição aguda a um agente físico, de etiologia, natureza e extensão variadas. Constitui um grande problema de saúde pública, podendo ser considerado como uma negligência do mundo moderno.

O politrauma consiste em lesões múltiplas de diversas naturezas, determinadas por agentes mecânicos, podendo comprometer diversos órgãos e sistemas.

As situações de trauma são diversas e de gravidade variável, e o comprometimento da hemodinâmica e as funções respiratória e neurológica determinarão a evolução clínica. O atendimento adequado vai contribuir para o êxito da assistência. O trauma é por si algo aterrorizante, pois o indivíduo encontra-se vulnerável e sob risco de morte iminente.

O Ministério da Saúde do Brasil refere o coeficiente de mortalidade por causas externas como o segundo maior em todas as regiões do país. Segundo dados norte-americanos, estima-se que o trauma é a principal causa de óbito na população com menos de 44 anos.

Deve-se realizar um exame rápido e preciso, mantendo a prioridade de atendimento segundo a seqüência ABCDE:

A. *Airway and cervical spine control* (controle das vias aéreas e da coluna cervical).

B. *Breathing and ventilation* (respiração e ventilação).

C. *Circulation and hemorrhage control* (circulação e controle da hemorragia).

D. *Disability and neurologic status* (incapacidade, déficit neurológico).

E. *Exposure* (exposição com controle da hipotermia).

A escala de coma de Glasgow possibilita avaliação da abertura ocular, da resposta verbal e da resposta motora. Cada resposta recebe de 3 a 15 pontos, e quanto menor a nota, mais grave se encontra o paciente; o paciente que recebe a nota máxima (15) está lúcido.

Outras escalas podem ser aplicadas, como a de gravidade da lesão, a escala de trauma e a escala de CRAMS (*circulation, respiration, abdomen, motor, speech*).

O controle das funções vitais deve ser realizado simultaneamente, e qualquer anormalidade deve ser tratada no instante em que é detectada. Devemos adotar os seguintes procedimentos:

- **Monitoramento cardíaco:** importante para diagnóstico de várias lesões, como o trauma miocárdico.
- **Monitoramento do pulso:** controle da volemia.
- **Pressão arterial:** controle da volemia.
- **Diurese:** a diurese mínima aceitável no paciente traumatizado é de 40mL/h. A sondagem vesical deve ser realizada o

Cirurgia de Urgência no Paciente Obeso

mais breve possível, a fim de esvaziar a bexiga e observar o débito urinário.

- **Pressão arterial média – PAM:** avaliar volemia com maior precisão.

A grande maioria dos pacientes obesos tem "pescoço curto", o que dificultara a abertura das vias aéreas, devendo a enfermagem manter-se atenta à necessidade de apoio com materiais (rolo de espuma, travesseiro baixo) que facilitem o procedimento e utilizar o manguito de pressão arterial de acordo com o IMC do paciente, a fim de evitar medidas intempestivas e indevidas.

Como o acesso venoso periférico é difícil no paciente obeso, deve-se manter por perto material para cateter central e dissecção venosa. Os exames laboratoriais devem ser realizados de imediato e os de imagem, como raio-X, ultra-sonografia e tomografia, o mais breve possível.

O enfermeiro deve manter-se atento aos sinais de choque e tentar identificar, junto à equipe médica, as causas:

- **Sinais de choque:**
  - Hipotensão arterial.
  - Taquicardia.
  - Mucosas descoradas.
  - Palidez, cianose e resfriamento das extremidades.
  - Pulso fino, rápido ou não perceptível.
  - Hipotermia.
  - Fluxo urinário diminuído ou ausente.
  - Freqüência respiratória elevada.
  - Alterações neurossensoriais.
- **Tipos de choque:**
  - **Choque hipovolêmico:** perda de sangue total, perda de líquido extracelular e plasma.
  - **Choque cardiogênico:** insuficiência miocárdica, insuficiência do enchimento ventricular.

- **Choque periférico ou distributivo:** relacionado a anafilaxia, graves infecções bacterianas e distúrbios neurogênicos.

Diagnóstico de enfermagem no politraumatismo

- Risco de função respiratória alterada relacionado à incisão abdominal alta e à contenção respiratória secundária à dor.
- Risco de mucosa oral alterada relacionado ao estado NPO e à respiração pela boca secundária à intubação nasogástrica.
- Risco de infecção relacionado a um local para invasão bacteriana.
- Risco de função respiratória alterada relacionado ao estado pós-anestésico, à imobilidade pós-operatória e à dor.
- Dor aguda relacionada à incisão e à imobilidade.
- Medo relacionado à experiência cirúrgica, à perda do controle e ao resultado imprevisível.
- Ansiedade relacionada aos procedimentos pré-operatórios e pós-operatórios.
- Baixa auto-estima crônica relacionada aos sentimentos de autodegradação e à reação dos outros à condição.

FATORES RELACIONADOS

- Ato cirúrgico.
- Efeito sedativo de medicação.
- Anestesia.
- Dor.
- Medo.
- Ansiedade.
- Obesidade.
- Trauma.
- Choque.

INTERVENÇÃO

- Realizar histórico de enfermagem, coletando dados biográficos, queixa principal, doença atual, história passada, história familiar e perfil do paciente.
- Realizar exame físico (inspeção, ausculta, palpação e percussão).
- Realizar punção venosa, com cateter de grosso calibre e em veia de boa perfusão, lembrando que nos pacientes obesos e superobesos encontramos dificuldades devido ao volume de tecido adiposo.
- Prover material para realização de cateterismo de veia central para melhor reposição de perdas.
- Prover material para realização de cateterismo em artéria para medida de PAM (pressão arterial média).
- Instalar solução venosa, conforme prescrição médica.
- Realizar controle de gotejamento; utilizar a bomba de infusão para administração de drogas de risco.
- Realizar passagem de sonda vesical (a diurese mínima aceitável no paciente traumatizado é de 40mL/h).
- Realizar passagem de sonda nasogástrica, promovendo esvaziamento gástrico e evitando a broncoaspiração.
- Administrar medicamentos como analgésicos, antibióticos, anticoagulantes, antieméticos, ou qualquer outra terapia medicamentosa, conforme prescrição médica.
- Monitorar sinais vitais (pressão arterial, temperatura, pulso, respiração e saturação de oxigênio).
- Solicitar técnico de laboratório para coleta de exames, conforme solicitação médica.
- Solicitar técnico do serviço de imagem para realização de exame de imagem (raio-X, ultra-sonografia, tomografia computadorizada), conforme solicitação médica.
- Realizar tricotomia de acordo com o tipo de intervenção cirúrgica, seguindo protocolo da instituição.
- Realizar troca da roupa hospitalar, atentando para o tamanho das peças em relação aos superobesos.

- Solicitar retirada de adereços e prótese dentária, quando necessário.
- Prover apoio emocional ao paciente e à família
- Orientar quanto ao procedimento anestésico-cirúrgico, quando indicado.
- Realizar registro em prontuário da assistência prestada, administração de medicações, realizações de procedimento e condições clínicas do paciente.
- Encaminhar para o centro cirúrgico, junto ao prontuário e aos exames realizados.
- Orientar a família quanto ao encaminhamento para a recepção do centro cirúrgico.

CAPÍTULO

7

Cirurgias para Obesidade

Lília Doria • Jandrice Carrasco • Kátia Topázio

Os indivíduos obesos sofrem discriminação, o que contribui para a exclusão social e profissional, diminui a auto-estima e pode causar problemas psicológicos. Como já abordado no Capítulo 1, a obesidade interfere na vida do indivíduo, seja contribuindo para o aparecimento de patologias, como hipertensão e diabetes, dentre outras, seja para aumentar o risco de vida.

Em estudo realizado pelo Swedish Obesity Study Group (SOS), em 2000, obesos foram distribuídos em grupos, de forma aleatória, para tratamento clínico ou cirurgia gástrica restritiva. Em um período de 6 anos de seguimento, verificou-se que a mortalidade do grupo tratado conservadoramente era nove vezes maior do que no grupo cirúrgico.

A cirurgia é indicada para o tratamento de obesidade mórbida devido aos resultados precários do tratamento conservador.

Os benefícios da cirurgia se sobrepõem aos riscos da obesidade mórbida. A perda de peso contribui para melhora acentuada das patologias associadas, diminuindo os níveis pressóricos, reduzindo as taxas de glicemia e podendo, em alguns casos, reverter essas patologias. Com isso, ocorre melhora da auto-estima e da depressão, o que se traduz em melhora da qualidade de vida.

Os critérios adotados pelo NIH, em 1991, para candidatos à cirurgia são:

- IMC maior do que $40kg/m^2$.
- IMC entre 35 e $40kg/m^2$, acompanhado de co-morbidades que comprometam a qualidade de vida ou levam a risco de vida.
- Insucesso na perda de peso por outros meios, como dietas repetidas.
- Risco operatório aceitável.
- Compreender a cirurgia e seus riscos.
- Ausência de uso de drogas e álcool.
- Condições psicológicas controladas.
- Consenso após a avaliação da equipe bariátrica (médico, nutricionista e psicólogo).
- O paciente deve estar disposto a mudar o estilo de vida.

Não devem ser submetidos à cirurgia de obesidade os pacientes que:

- Tenham doenças psiquiátricas graves não tratadas e fora de controle clínico.
- Tenham histórico de tentativa de suicídio.
- Sejam alcoolistas ou dependentes de outras drogas.
- Não estejam dispostos a ter acompanhamento médico em longo prazo nem seguir as orientações médicas.
- Tenham risco cirúrgico proibitivo.
- Que não compreendam os riscos e as conseqüências envolvidas com essa decisão.
- Tenham expectativas que não possam ser atendidas pela cirurgia.

O risco é maior do que em outra cirurgia de grande porte realizada em pacientes não-obesos, devido à associação das co-morbidades. Além disso é muito importante mencionar que a cirurgia não é recomendada por motivos estéticos.

Dessa maneira, a equipe multidisciplinar deve atuar como um time. Para ser completa, são necessários:

- Cirurgião habilitado com conhecimento em cirurgia da obesidade.
- Dedicação e entendimento da equipe multidisciplinar quanto ao funcionamento do(s) procedimento(s) e suas implicações em suas respectivas áreas.
- Equipe hospitalar bem treinada: centro cirúrgico, enfermagem, UTI, fisioterapeutas, clínicos, endoscopistas, laboratoristas e radiologistas.

A ocorrência de complicações se configura em importante decepção para o paciente. Ainda que inevitáveis, a ocorrência e a gravidade das complicações podem ser muito reduzidas pelo treinamento adequado da equipe cirúrgica e pelo preparo de uma sólida e responsável estrutura hospitalar de suporte.

A mortalidade nessa cirurgia deve permanecer abaixo de 2% para pacientes com co-morbidades. A estatística no Brasil mostra que aproximadamente 1% dos pacientes morre após a cirurgia para obesidade.

O tratamento cirúrgico para obesidade é dividido em restritivo e definitivo. Sua abordagem será feita de forma didática, para que se tome conhecimento do que pode ser feito, com as vantagens e desvantagens de cada procedimento. Não será descrito o passo a passo cirúrgico, uma vez que procuramos enfocar as ações de enfermagem que tenham interferência direta.

Diferentes técnicas são utilizadas de acordo com o IMC e os hábitos alimentares do paciente. A cirurgia de obesidade melhora a qualidade de vida e reduz, significativamente, o número de associações com co-morbidades.

TIPOS DE CIRURGIAS PARA OBESIDADE
Gastroplastia vertical com anel gástrico – operação de Mason

Consiste em uma abertura circular das paredes anterior e posterior do estômago a 5cm da junção esofagogástrica. Uma faixa de polipropileno, ou um tubo de silicone, forma um anel com cerca de 5cm de circunferência que restringe o diâmetro da saída da bolsa gástrica, com cerca de 15mL.

- **Vantagens:** favorece uma menor alteração nutricional; procedimento reversível; preserva a absorção da digestão; o estômago e o duodeno mantêm-se acessíveis à investigação endoscópica e radiológica.
- **Desvantagens:** maior comprometimento dos hábitos alimentares; maior ocorrência de vômito; possibilidade de deiscência das linhas de grampeamento e conseqüentes complicações infecciosas intra-abdominais; menor perda de peso em relação aos outros procedimentos; maior possibilidade de recuperação de peso a médio e longo prazos; resultados menos satisfatórios nos superobesos.

Gastroplastia com banda gástrica

A banda gástrica é uma prótese de silicone com uma fase interna distensível e que se conecta, através de um tubo, a um reservatório. É colocada na porção mais alta do estômago, separando-o em duas partes; a que está acima da prótese tem cerca de 20mL de capacidade, equivalendo a um "miniestômago":

- **Vantagens:** completamente reversível, é pouco invasiva e pouco agressiva; tem baixa mortalidade; permite que a perda de peso seja regulada de acordo com as necessidades do paciente; a perda de peso é semelhante à observada em procedimentos restritivos; o retorno às atividades habituais é mais precoce.

- **Desvantagens:** exige do paciente um compromisso com sua alimentação; impõe limitações à ingestão de sólidos; é maior a freqüência de reoperações devido à falha de perda ponderal, à migração da prótese, à erosão de estômago/esôfago e ao refluxo gastroesofágico severo.

Derivação gastrojejunal vertical em Y de Roux proximal

Uma das cirurgias mais praticadas, consiste na confecção de uma bolsa gástrica, com capacidade de cerca de 15 a 30mL, com a porção proximal da pequena curvatura, excluindo-se o fundo gástrico. Muito semelhante à operação de Fobi e à cirurgia de Capella, é uma cirurgia restritiva, limitando a ingestão de grandes quantidades de alimentos na mesma refeição. Pode ser realizada via laparoscópica:

- **Vantagens:** perda de peso adequada e duradoura, baixos índices de insucesso; trata o refluxo gastroesofágico; resolução ou melhora significativa da maioria das doenças associadas.
- **Desvantagens:** de difícil reversibilidade; são maiores as chances de anemia e disproteinemia; é tecnicamente mais complexa; é maior o comprometimento dos hábitos alimentares; há risco de reoperação devido à formação de fístula gastrogástrica e estenose da anastomose gastrojejunal.

Derivação biliopancreática com gastrectomia distal

A cirurgia de Scopirano consiste em uma gastrectomia distal, preservando um reservatório gástrico de 300 a 500mL:

- **Vantagens:** preservação dos hábitos alimentares; boa qualidade de vida; é o procedimento bariátrico mais efetivo para induzir e manter uma grande perda de peso; manutenção da perda de peso em longo prazo.

- **Desvantagens:** maior impacto nutricional; deficiência de vitaminas lipossolúveis, B_{12}, cálcio e ferro; desmineralização óssea; aumento do número de evacuações; proliferação bacteriana intestinal e suas complicações; fezes e flatos malcheirosos.

Derivação biliopancreática com *switch* duodenal

Consiste em uma gastrectomia vertical da grande curvatura com preservação do antro gástrico de 250 a 300mL.

Marca-passo gástrico

Induz saciedade precoce, ao mesmo tempo que evita os efeitos colaterais das cirurgias mal-absortivas e restritivas. Consiste na implantação de um fio de estimulação da fase anterior da porção mais alta da pequena curvatura. Técnica ainda experimental, tem o risco de perfuração gástrica.

Balão intragástrico

Modalidade não-cirúrgica, seu objetivo é provocar saciedade precoce. O balão, feito de silicone, é introduzido por via endoscópica e preenchido com cerca de 500mL de soro fisiológico e um pouco de azul de metileno. Esse procedimento é realizado em ambulatório, porém o indivíduo deve ser monitorado devido à sedação. O tempo de permanência do balão no estômago é de 6 meses, e ele deve ser retirado pela mesma via. É indicado para pacientes que têm indicação cirúrgica e necessitam perder peso antes da cirurgia, para diminuir o risco cirúrgico, e para pacientes obesos que não têm indicação de cirurgia.

DIAGNÓSTICOS DE ENFERMAGEM

- Manutenção da saúde alterada relacionada ao desequilíbrio entre a ingesta calórica e o dispêndio de energia.
- Enfrentamento individual ineficaz relacionado ao maior consumo de alimentos em resposta aos estressores ambientais.
- Baixa auto-estima crônica relacionada aos sentimentos de autodegradação e à reação dos outros à condição.
- Risco de função respiratória alterada relacionado à incisão abdominal alta e à contenção respiratória secundária à dor.
- Risco de mucosa oral alterada relacionado ao estado NPO e à respiração pela boca secundária à intubação nasogástrica.
- Risco de infecção relacionado a um local para invasão bacteriana.
- Risco de função respiratória alterada relacionado ao estado pós-anestésico, à imobilidade pós-operatória e à dor.
- Dor aguda relacionada à incisão e à imobilidade.
- Medo relacionado à experiência cirúrgica, à perda do controle e ao resultado imprevisível.
- Ansiedade relacionada aos procedimentos pré-operatórios e pós-operatórios.

INTERVENÇÕES DE ENFERMAGEM

- **Realizar histórico de enfermagem:** coleta dos dados biográficos, queixa principal, doença atual, história passada, história familiar e perfil do paciente.
- **Realizar exame físico cefalocaudal:** com inspeção, ausculta, palpação e percussão.
- **Atentar para o tempo de jejum:** a digestão normal ocorre por todo o trato digestivo, sofrendo ações de enzimas específicas. O estômago tem capacidade de cerca de 1.000mL e permite a ingestão de grande volume alimentar sem causar sintomas de vômito, devido ao estímulo do sistema nervoso autônomo, do sistema nervoso entérico, de sensores de ten-

são e quimiorreceptores do estoma e do intestino delgado. O tempo de esvaziamento de todo o processo digestivo varia de 2 a 8 horas e depende da consistência, da quantidade e da composição da dieta, depois de passar pelos períodos pósprandial e intergástrico.

* **Realizar tricotomia da área abdominal e perineal.**
* **Atentar para co-morbidades:** à medida que ocorre aumento do IMC, aumenta o risco de co-morbidade, como diabetes, hipertensão arterial, problemas tromboembólicos, apnéia do sono e artroplastias.
* **Atentar para uso de medicações, drogas, álcool e tabagismo.**
* **Encaminhar para banho com sabão anti-séptico.**
* **Controle de sinais vitais (pressão arterial, temperatura, pulso, respiração e saturação):** a pressão arterial tende a estabilizar-se no pós-operatório de cirurgia de obesidade. A temperatura de uma pessoa obesa é mais alta em relação à de uma pessoa magra. A função respiratória é reduzida durante o sono, levando à desoxigenação.
* **Controle diário de peso:** muitas vezes, é necessário o uso de equipamentos para levantar o paciente obeso mórbido ou superobeso.
* **Instalar cateter periférico:** a instalação do cateter venoso é difícil, devido à quantidade de tecido adiposo nos membros. Em caso de necessidade de instalação de cateter central, o ideal é a posição de Trendelenburg, porque reduz a pressão do abdome e expande a área respiratória.
* **Realização de cateterismo vesical:** quando o cateterismo vesical precisa ser realizado, é necessária a assistência de mais de duas pessoas para que se mantenha técnica asséptica.
* **Administrar medicações prescritas:** a medicação venosa deve ser administrada após instalação de cateter venoso; o uso de medicações intramusculares é difícil devido à quantidade de gordura depositada acima do músculo; na administração pela via subcutânea podem ocorrer erro e atraso na absorção.

- **Posição no leito:** no pré-operatório, a posição no leito é de livre escolha do paciente; a posição ideal para o pós-operatório é mantê-lo a 30 a 45 graus, semideitado. Nos superobesos, é importante o uso de equipamentos para mudança de decúbito no leito, devido ao risco de rabdomiólise.

- **Cuidados com a ferida cirúrgica:** manter penso cirúrgico sob vigilância, uma vez que ocorre sobreposição da camada da pele. A ferida cirúrgica é de difícil cicatrização devido ao tecido adiposo abundante, podendo ocorrer deiscência de sutura.

CUSTOS

O custo pode ser definido como o valor de bens e serviços consumidos na produção de outros bens ou serviços.

Os custos hospitalares envolvem os custos da instituição de saúde gerados pela despesa de material e pessoal, e deve-se fazer sempre o melhor atendimento ao menor custo e no menor tempo.

A obesidade é uma doença que gera custos econômicos elevados para a sociedade. Os altos custos com o tratamento das co-morbidades presentes nos paciente obesos, assim como os fatores indiretos, como a perda da produtividade, levando à diminuição de renda, o absenteísmo devido à própria doença e a baixa auto-estima, que leva ao isolamento da sociedade, contribuem de maneira intensa para elevação desses custos e o comprometimento em termos sócio-econômicos do país.

Segundo a OMS, quase 10% dos orçamentos de saúde em países ocidentais estão, hoje, relacionados à obesidade. São altos os custos para aquisição de alimentos saudáveis, e a mudança dos hábitos alimentares das pessoas, que consomem cada vez mais alimentos gordurosos em refeições rápidas, tem contribuído para hábitos alimentares menos saudáveis, com elevados níveis calóricos.

A Portaria 628, de 26 de abril de 2001, do Ministério da Saúde, aprova o Protocolo de Indicação de Tratamento Cirúrgico da Obesidade Mórbida (gastroplastia) no âmbito do Sistema Único de Saúde (SUS). Nos vários artigos que compõem essa portaria são descritas todas as normas que devem ser seguidas para a instituição realizar o procedimento pelo SUS, informando que as despesas decorrentes do tratamento cirúrgico de obesidade mórbida serão custeadas com recursos do Fundo de Ações Estratégicas e Compensação (FAEC).

Em relação aos custos da obesidade no Brasil, foram realizadas cerca de 10 mil cirurgias bariátricas no ano de 2004, a um custo médio de R$ 20 mil por procedimento.

Segundo a OMS, até setembro de 2005 o governo federal repassou R$ 5,3 milhões para custear e realizar 1.600 cirurgias de redução de estômago.

Os custos de uma cirurgia para obesidade ocorrem através de seguros-saúde ou de forma particular, quando o próprio paciente assume os custos de sua cirurgia.

Esses valores vão depender da via de acesso da cirurgia proposta. No caso das cirurgias convencionais, os custos giram em torno de R$ 17 mil, e nas cirurgias por via laparoscópica os custos equivalem a R$ 21 mil. Estão incluídos nesses orçamentos os materiais especiais (grampeadores e cargas para grampeadores, trocartes, redutores e pinças especiais para bisturi harmônico), materiais descartáveis, medicamentos e diárias hospitalares (incluindo diária de UTI, semi-intensiva e clínica cirúrgica), taxa de sala cirúrgica e honorários da equipe médica.

Cabe a cada instituição elaborar seus contratos de acordo com os serviços que oferecem e traçar *kits* que possam atender tanto ao paciente obeso como à equipe atuante, com todo conforto e segurança. Utilizaremos o procedimento de septação gástrica para exemplificar como cada tipo de cirurgia conta com um tipo de *kit* específico para atender as necessidades.

SEPTAÇÃO GÁSTRICA

Taxas de cobrança de equipamentos

- Bisturi elétrico.
- Monitoramento cardíaco.
- Monitoramento não-invasivo da pressão.
- Bisturi harmônico.
- Monitor de vídeo.
- Capnografia.
- Oximetria.
- Bomba de infusão.
- Aparelho de terapia de compressão seqüencial.
- Oxigênio.
- Gás carbônico.
- Aspiração.

SRPA (sala de recuperação pós-anestésica)

Tempo médio de 2 horas.

Tempo cirúrgico

Média de 4 horas.

Material	Quantidades
Algodão bola 50g	13
Atadura de crepom 15cm	6
Campo operatório 45 × 50cm	6
Cateter de silicone nº 6,5	1
Sonda de Fouchet	1
Cateter de silicone nº 7,5	1

Material	Quantidades
Compressa de gaze 7,5 × 7,5 cm	10
Campo 30 × 30 cm	4
Dreno de Blake	1
Escova com anti-séptico	6
Álcool a 70%	1
Éter 100mL	1
Povidine degermante	1
Povidine tintura	1
Lâmina nº 15	1
Luva nº 7,5	4
Luva nº 7,0	2
Luva nº 8,0	2
Luva LTA	3
Luva de procedimento	5
Reservatório j-vac 100mL	1
Agulha tamanho 30 × 7 mm	5
Agulha tamanho 30 × 8 mm	5
Agulha tamanho 40 × 12 mm	5
Agulha tamanho 13 × 4,5 mm	2
Seringa 3mL	2
Seringa 5mL	4
Seringa 10mL	4

Cirurgias para Obesidade

Material	Quantidades
Seringa 20mL	4
Seringa 1mL	1
Tubo de aspiração PVC	5
Tubo de extensão de oxigênio	1
Azul patente	1
Marcaína a 0,5% 20mL (sem vasodilatador)	1
Cateter de oxigênio	1
Eletrodos	3
Tubo endotraqueal nº 7,0	1
Tubo endotraqueal nº 7,5	1
Tubo endotraqueal nº 8,0	1
Tubo endotraqueal nº 8,5	1
Cateter venoso nº 18	2
Sonda de aspiração nº 14	1
Sonda de aspiração nº 12	1
Soro fisiológico 250mL	2
Soro fisiológico 500mL	2
Ringer lactato 500mL	2
Soro glicosado a 5% 500mL	1
Soro fisiológico 1.000mL	1
Equipo Eurofix com injetor lateral	1
Equipo Polifix duas vias	1

Material	Quantidades
Equipo de bomba de infusão	1
Fios	
Fio Ethibond verde 2-0 (bp93T)	1
Mononáilon preto 3-0 (1171-t)	2
Mononáilon 4-0 (1167-T)	2
PDS II 3-0 (Z316H)	5
Prolene azul 0-0 (8434-T)	1
Material especial:	
Endogrampeador linear ETS 65B45	1
Carga grampeador cortante 45-3,5 azul	5
Carga grampeador cortante 45-2,5 branca	3
Redutor universal	3
Trocarte Endopatch 10/12mm	3
Medicamentos anestesia:	
Ultiva	1
Diprivan	1
Esmeron	3
Plasil	1
Quelecin	1
Lidocaína a 2% (sem vasodilatador)	1
Tracrium 50mg	1
Dexametasona 10mg	1

Cirurgias para Obesidade

Material	Quantidades
Zofran 4mg	1
Dipirona	4
Sevorane	70ml
Atropina 0,25mg	4
Prostigmina 0,50mg	4
Tramal 100mg	1
Clexane 40mg	1
Avalox	400mg
Precedex	1
Clonidin	1

Material na CME
(central de material esterilizado)

- Caixa de vídeo bariátrica.
- Caixa de pequeno procedimento.
- Lap (conjuntos de campos cirúrgicos).
- Capas cirúrgicas.
- Caixa de laparotomia.

CAPÍTULO

8

Complicações Cirúrgicas no Paciente Obeso

Lília Doria

O procedimento cirúrgico é por si só um procedimento de risco, em que algumas complicações podem acontecer. A habilidade do cirurgião, a técnica utilizada, as condições hospitalares, as condições clínicas do paciente e o tipo de cirurgia a ser realizada são fatores que irão interferir na ocorrência de complicações cirúrgicas.

O paciente obeso é um doente que associa à co-morbidade física dificuldades psicológicas e, com freqüência, encontra-se com baixa auto-estima, insatisfeito com a própria vida e infeliz. Esses fatores influenciam a recuperação cirúrgica e favorecem, muitas vezes, o aparecimento de complicações no pós-operatório.

No pós-operatório imediato de cirurgias de urgência e emergência, podem ocorrer complicações mais freqüentes, uma vez que esse paciente não foi preparado para o procedimento cirúrgico adequadamente e tem, em sua grande maioria, patologias associadas.

107

Em relação às complicações no pós-operatório de cirurgia bariátrica, pode-se afirmar que 20% dos pacientes apresentam algum tipo de complicação. Essas complicações podem ser imediatas ou tardias, e pode ocorrer o óbito. As complicações que podem ocorrer no pós-operatório de cirurgia em pacientes obesos são:

- **Na incisão cirúrgica:**
  - Coleções serosas no subcutâneo.
  - Abscessos na incisão cirúrgica.
  - Eviscerações.
  - Isquemia.
  - Hematomas.
- **Urinárias:**
  - Infecção de vias urinárias.
  - Insuficiência renal aguda (IRA).
- **Pulmonares:**
  - Atelectasia.
  - Broncopneumonia.
  - Pneumonia.
  - Embolia pulmonar.
  - Sepse.
- **Cardíacas:**
  - Hipertensão.
  - Hipotensão.
  - Arritmias.
  - Hipovolemia.
  - Choque.
- **Intraperitoneais:**
  - Fístula.
  - Suboclusões.
  - Obstrução intestinal.
  - Peritonite.
- **Venosas:**
  - Trombose venosa profunda.
  - Edema.

- **Metabólicas:**
  - Vômito.
  - Diarréia.
  - Anemia.
- **Musculares:**
  - Rabdomiólise.
  - Hematomas.
- **Óbito.**

A enfermagem tem importante papel na prevenção de algumas das complicações. Sua responsabilidade inicia no pré-operatório, passando pelo transoperatório, como descrito em capítulos anteriores, até chegar à alta hospitalar.

CAPÍTULO

9

Materiais e Equipamentos

Lília Doria • *Jandrice Carrasco* • *Kátia Topázio*

Como descrito em todo este livro, o paciente obeso é por si só um paciente especial. A possibilidade de co-morbidades associadas às mais diversas situações cirúrgicas evidencia a importância de uma unidade hospitalar capacitada para atendimento a esses pacientes com qualidade e segurança. O aumento da obesidade em todo o mundo levou, paralelamente, à realização de maior número de cirurgias em pacientes obesos e revelou dificuldades no atendimento. Essa situação levou à necessidade de adaptação do ambiente para receber e tratar esses pacientes e obrigou o profissional da área médica a aprender cada vez mais a trabalhar com o auxílio de uma equipe multidisciplinar.

A unidade hospitalar preparada para receber o paciente obeso deve preocupar-se com detalhes que por muito tempo não eram considerados importantes, como capacitar funcionários para que possam entender as necessidades do paciente obeso, equipar-se com mobiliário hospitalar adequado e disponibilizar instrumental cirúrgico e equipamentos apropriados para um transoperatório e pós-operatório seguros.

Há um limite de peso tolerado pelas camas, cadeiras, poltronas e instalações sanitárias, o que leva a unidade hospitalar a preocupar-se com possíveis acidentes, caso esse limite de peso seja desconsiderado, sendo importante levar em conta a clientela que recebe e atentar para os pacientes com superobesidade. Os leitos hospitalares especiais para obesos são fabricados para tolerar pesos elevados com facilidade de mudança de posições

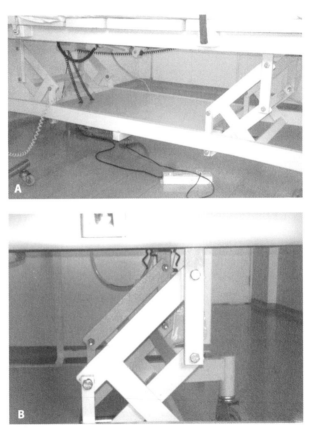

Figura 9.1 ▫ **A** Cama para obeso. **B** Reforço da cama para obeso.

Materiais e Equipamentos

por meio de comandos elétricos. O custo desses mobiliários é elevado, de acordo com a sofisticação, e lembramos que uma unidade sem condições de arcar com esses valores pode adaptar camas e cadeiras de modo a reforçar a base de sustentação.

O uso de vaso sanitário preocupa bastante devido aos riscos de acidentes graves ocasionados pelo peso elevado, o que ocasiona a quebra da louça sanitária. Por isso, é necessário adaptar uma base para sustentar o peso do paciente ao sentar-se. É de extrema importância a utilização de suportes nas paredes próximas ao vaso sanitário para apoio do paciente ao sentar-se e levantar-se.

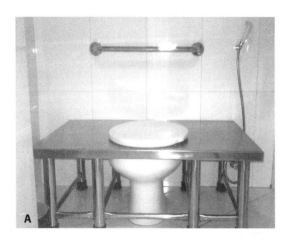

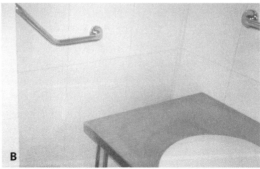

Figura 9.2 ☐ **A** Vaso sanitário para obeso. **B** Apoio para vaso sanitário.

113

O boxe para banho deve ter a largura adequada para um superobeso movimentar-se com tranqüilidade, além de contar com suportes de apoio nas paredes e pisos antiderrapantes, para aumentar a segurança do paciente.

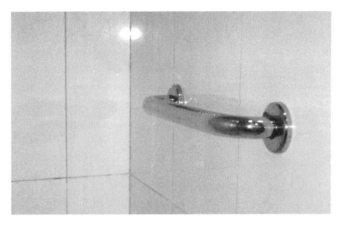

Figura 9.3 ☐ Apoio para boxe.

A enfermagem deve estar atenta ao tamanho do manguito do monitor de pressão, que deve ser de acordo com a circunferência no braço do paciente, para que a medida de pressão arterial aferida seja verdadeira. As roupas privativas do hospital, como camisolas, devem ter tamanhos variados para manter o paciente confortável. Os lençóis devem ser de algodão e estar sempre frios.

As macas para transporte devem ser largas e preparadas para receber pesos elevados, e devem conter um colchão com espessura apropriada para manter o paciente confortável e seguro. A existência de colchonete inflável auxilia e facilita a transferência do paciente da maca para a mesa cirúrgica, e vice-versa, evitando que os profissionais de enfermagem exerçam uma sobrecarga de peso, e elimina os riscos de queda do paciente.

A mesa cirúrgica deve permitir mobilidade e resistência para as mudanças de posição do obeso mórbido. Proclives e movimentos de lateralidade são freqüentemente usados, e as mesas cirúrgicas devem oferecer segurança quando eles são executados. Devemos estar atentos as faixas de fixação do paciente à mesa cirúrgica, assim como manter os cuidados profiláticos de tromboses venosas de membros inferiores, utilizando sistema de compressão seqüencial com meias elásticas apropriadas.

Em relação ao instrumental cirúrgico, as diferentes apresentações anatômicas conferem diferentes graus de dificuldades ao cirurgião no momento da intervenção cirúrgica, sendo essas dificuldades comuns tanto na laparotomia como no acesso laparoscópio. Existem diversos tipos de afastadores especiais, assim como pinças, tesouras e porta-agulha longas que possam atingir grandes profundidades devido ao grande diâmetro ântero-posterior do paciente obeso. Para a videolaparoscopia são necessários trocartes, insufladores e materiais ópticos próprios para esses pacientes.

O equipamento de anestesia, assim como o respirador na unidade de cuidados intensivos, deve ser apropriado para suportar volumes e pressões elevadas no paciente obeso, permitindo a capacidade de ventilação de acordo com a necessidade do paciente diante do quadro clínico apresentado e do procedimento anestésico-cirúrgico realizado. O risco associado à anestesia é alto, particularmente nos obesos mórbidos, sendo necessário controle nos cálculos das doses anestésicas, devido à massa corporal.

Com o advento da robótica na sala de cirurgia, é possível aperfeiçoar técnicas e oferecer apoio aos cirurgiões em cirurgias complexas, como as para obesidade. Um robô que obedece ao comando de voz pode auxiliar o cirurgião nas cirurgias videolaparoscópicas. Acreditamos que, em futuro próximo, outros equipamentos estarão contribuindo para que os procedimentos sejam realizados com menos riscos, menos tempo cirúrgico e promovendo uma melhor recuperação do paciente.

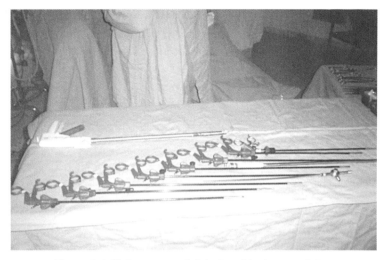

Figura 9.4 ☐ Instrumental cirúrgico videolaparoscópico.

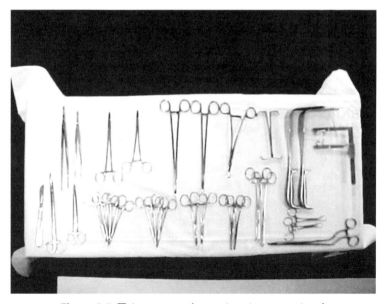

Figura 9.5 ☐ Instrumental para cirurgia convencional.

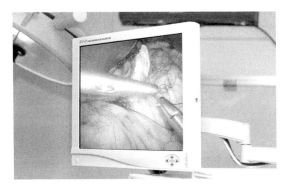

Figura 9.6 ☐ Monitor de vídeo.

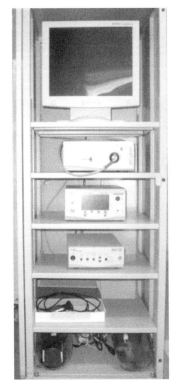

Figura 9.7 ☐ Torre de videoparoscopia.

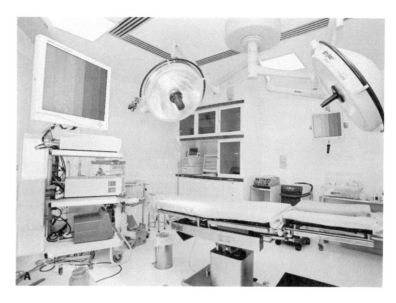

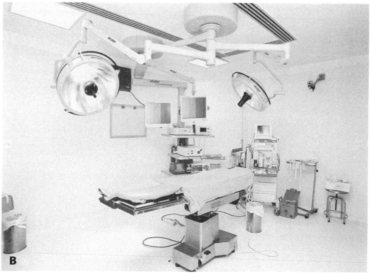

Figura 9.8 ☐ **A** e **B** Salas de vídeo inteligentes.

Materiais e Equipamentos

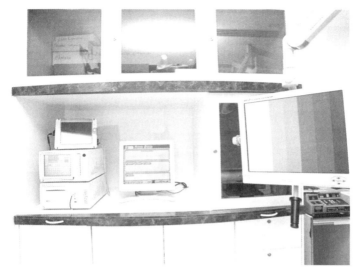

Figura 9.9 ◼ Central de controle de telecomando de voz.

CAPÍTULO

10

Qualidade na Assistência de Enfermagem por Intermédio da Enfermagem Baseada em Evidências

Jandrice Carrasco

QUALIDADE E PROCESSO

Devido à globalização e à disseminação de informações os serviços de saúde foram obrigados a aprimorar seu atendimento, uma vez que seus clientes tornaram-se mais conscientes de seus direitos e, por conseqüência, mais exigentes quanto a um cuidado de saúde com mais qualidade.

No Brasil, na década de 1970 teve início o movimento pela qualidade, por intermédio dos professores Vicente Falconi e José Martins Godoy.

Em 1977, a National League for Nursing (NLN) elaborou uma declaração em que responsabilizava os enfermeiros pelos direitos dos pacientes, direitos estes relacionados à privacidade, à confidencialidade, à participação informada, à autodeterminação e ao acesso a registros. Nos anos 1980, os hospitais norte-americanos implementaram programas de controle de qualidade (CQ) com enfoque na acreditação internacional pela Joint Commission on Acreditation of Healthcare Organizations (JCAHO). O objetivo dos programas de qualidade é estabelecer a responsabilidade dos profissionais no que se refere à qualidade, à propriedade e aos custos dos serviços ofertados.

A qualidade da assistência prestada aos pacientes que serão submetidos a um procedimento cirúrgico é de extrema importância para o resultado desses procedimentos.

O enfermeiro, como membro de uma equipe multidisciplinar, tem a obrigação de estar capacitado para atender da melhor maneira possível esses pacientes. A equipe de enfermagem é a maior força de trabalho relacionada à assistência direta aos pacientes, em período integral e ininterrupto. A prática interdisciplinar, hoje, contribui para uma assistência segura, baseada em estudos publicados.

QUALIDADE TOTAL

Representa a busca de melhoria contínua, ou seja, a busca pela qualidade de trabalho, qualidade de serviço, qualidade de informação, qualidade de processo, qualidade de divisão e qualidade de pessoal.

Por meio da qualidade total estabelecemos, mantemos e melhoramos continuamente os padrões de atendimento. Um dos conceitos mais importantes do programa de qualidade total é que só melhora o que pode ser medido; portanto, é preciso sempre medir para melhorar.

No início dos anos de 1990 acreditava-se ser difícil medir a qualidade do cuidado nos EUA, sendo necessário para isso que as empresas implementassem programas de qualidade para que os erros encontrados fossem tratados por processos e não focados nas pessoas.

A qualidade de vida no trabalho aumenta as chances de se obter qualidade de vida pessoal, social e familiar, embora estas sejam áreas diferentes, com papéis também diferentes.

Características da qualidade

- **Qualidade intrínseca:** é a qualidade do produto ofertado, ou seja, os cuidados hospitalares têm como base o atendimento prestado, o custo, a segurança e a moral.
  - Expectativa em relação ao serviço que vai receber: que tipo de assistência a instituição hospitalar vai prestar ao paciente/cliente.
  - Custo: se é compatível com as outras instituições hospitalares.
  - Atendimento: de que forma o cliente/paciente será atendido; com cordialidade, presteza, em fundamentação científica.
  - Segurança: não oferecer riscos ao paciente/cliente e sua família.

Segundo Neto (2004), "a avaliação da qualidade de um serviço de saúde possui caráter multidimensional", visto que esses clientes utilizam vários aspectos da assistência para realizar sua avaliação a respeito do cuidado prestado, dividindo este cuidado em dois pontos: a técnica, que seria o serviço oferecido, e o processo, definido como o serviço que está sendo oferecido.

CONCEITO DE PROCESSO

Processo é o conjunto de causas que gera um determinado efeito.

Dessa maneira, os cuidados prestados são interpretados como as causas que determinarão o resultado do tratamento. Porém, do ponto de vista de satisfação do cliente, deve-se pensar que ele traça uma expectativa ao internar-se na unidade hospitalar, a qual deverá ser suprida pela equipe multiprofissional. Então, partimos do princípio de mudança de paradigma, em que o resultado esperado é o do cliente e não o da equipe que o acompanha, e que sua insatisfação é uma oportunidade de melhoria.

Com base no processo de qualidade, por intermédio da trilogia de Juran se podem analisar sistematicamente o planejamento, a melhoria da qualidade da assistência prestada pela equipe multidisciplinar e a manutenção dessa assistência. Para isso, necessitamos conhecer as necessidades dos clientes a serem submetidos a um procedimento cirúrgico, antes mesmo de seu internamento, e a partir de suas expectativas traçaremos um planejamento para ser avaliado constantemente por meio de questionamentos aos clientes, para que haja uma real manutenção da assistência prestada. Para tanto, faz-se necessária a interação de todos os membros da equipe multidisciplinar.

EQUIPE MULTIDISCIPLINAR × PRÁTICAS COLABORATIVAS

A importância dos relacionamentos interpessoais nos relacionamentos em equipe determina a qualidade do atendimento. Os membros da equipe deverão ser pessoas com a habilidade de manter relacionamentos a longo prazo, dentro e fora da empresa de trabalho, estabelecendo relações de confiabilidade. Sentir-se bem na equipe, colaborar com o outro, saber escutar e dar opiniões, bem como receber críticas, são características de extrema importância na manutenção dessa equipe.

Malila e von Reudim (*apud* Bork) examinaram a relação entre as práticas colaborativas de médicos e enfermeiros e os resultados clínicos sobre os pacientes e consideraram que um relacionamento colaborativo entre a equipe traz mais qualidade à assistência, à racionalização de recursos e à diminuição dos custos de internamento hospitalar.

Segundo Nogueira (2003), o trabalho em grupo estimula e melhora as relações entre colegas e aumenta o senso de comprometimento do grupo com desafios e tarefas a serem cumpridas.

Como membro da equipe multidisciplinar, é função do enfermeiro, no pré-operatório, proteger o cliente dos eventos de alto risco e manter a dignidade dos pacientes no que se refere a suas necessidades físicas, emocionais, culturais, étnicas e espirituais. Para tanto, faz-se necessária a mudança de alguns paradigmas. Segundo Coney (1994), "a maneira mais rápida de se mudar o paradigma de uma pessoa é mudando seu nome ou papel."

A mudança na assistência ocorre quando deixamos de ver os segmentos profissionais para ver o assistencial, onde todos os profissionais da equipe têm a mesma importância e inter-relacionam com o objetivo de atender o paciente.

A partir da assistência integral, o paciente é visto como um todo, e os profissionais utilizarão sua base de conhecimento intelectual de forma humanizada e compartilhada, respeitando suas diferenças. Trabalhar em equipe significa compartilhar em uma única direção.

AUTONOMIA DA ENFERMAGEM NA ASSISTÊNCIA × PROCESSOS QUE UTILIZA

Quanto maior for a autonomia dos enfermeiros no plano de cuidados, maiores serão os resultados esperados.

Segundo Ishikawa, *apud* Nogueira, "o princípio fundamental da administração bem-sucedida é permitir que os subordinados façam pleno uso de suas capacidades... Todos precisam poder usar suas capacidades e realizar seu potencial."

A enfermagem conta com uma metodologia que lhe garante segurança em suas ações e a garantia de uma assistência com qualidade e excelência – a prática baseada em evidências.

PRÁTICA BASEADA EM EVIDÊNCIAS

A prática baseada em evidências identifica e avalia, por meio da literatura atualizada e da pesquisa, as diretrizes do cuidado. Inclui o uso de avaliações de resultados e do plano de cuidados padrão, como diretrizes clínicas, percursos clínicos ou algoritmos.

Os percursos clínicos, segundo Brunner e Suddarth, seriam traçados mediante um plano de cuidados interdisciplinar e serviriam como instrumentos para rastrear a evolução do paciente no sentido de atingir resultados positivos e intervalos de tempo especificados, que seriam descritos como plano de cuidados multidisciplinar (PAMS).

Além disso, são importantes a opinião dos especialistas, os estudos de casos, os casos-controle, as coortes, os estudos de controle randomizados e revisões sistemáticas, que aumentam a confiabilidade e a validade das ações desempenhadas com resultados positivos para os pacientes.

A prática baseada em evidência inicia-se na formulação de uma dúvida que surge na prática clínica, devendo conter situação clínica, intervenção, grupo de controle e resultado desejado para a intervenção. As ações de enfermagem, tais como monitoramento e vigilância contínua, estão relacionadas com a melhoria dos resultados na recuperação desses pacientes.

Segundo Bork (2005), as características pessoais dos profissionais que compõem a equipe também concorrem para uma boa prática interdisciplinar, uma vez que interferem diretamente nos relacionamentos. A competência profissional inclui atitudes, habilidades e conhecimentos adquiridos mediante a capacitação e a atualização constante.

O processo de trabalho desses profissionais inclui modelos de qualidade, contemplando fluxos, procedimentos e rotinas assistenciais com o intuito de minimizar erros.

A participação efetiva dos profissionais de enfermagem é fundamental para que as ações a serem desenvolvidas tenham sucesso, pois os benefícios com a racionalização das rotinas e a padronização dos cuidados reduzem erros com retrabalho e desperdícios, evitando a repetição desnecessária de exames, registros incompletos, e aumentando a qualidade da assistência prestada.

Especialistas atentos a uma cultura hospitalar voltada à segurança dos pacientes recomendam que os líderes de organizações de saúde criem e mantenham uma cultura de segurança do paciente por meio da implantação de:

1. Objetivos em curto e longo prazos, relacionados à segurança dos pacientes.
2. Revisão desses objetivos de modo a implementar ações de melhoria contínua.
3. Instituição de um sistema de notificação de erros que seja anônimo, justo e imparcial.
4. Engajamento dos profissionais em treinamento sistemático para notificação de erros.
5. Implementação de um sistema de análise de erros e *feedback* para os profissionais diretos.
6. Instituição de recompensas e incentivos para redução de erros.

Com base nessas recomendações, a enfermagem tem subsídios e ferramentas suficientes para estar inserida nesse contexto por meio dos programas de *qualidade total* aliado à *enfermagem baseada em evidências*.

Como ferramenta para determinação dos objetivos em curto e longo prazos temos a *sistematização da assistência de enfermagem*, segundo a qual verificamos, por meio de um histórico de saúde detalhado, as informações pertinentes subjetivas e objetivas aos pacientes, por meio do exame físico determinamos os problemas interdependentes e diagnósticos de enfermagem, traçamos o plano de cuidados com metas e prioridades, determinando os resultados esperados para, a partir disso, estabelecer as ações de enfermagem (prescrição) e registros de ações desenvolvidos com atividades interdependentes, evoluindo e acompanhando sistematicamente todo o processo e detectando falhas e mudanças no planejamento da assistência.

ASSISTÊNCIA INTEGRAL E *PRIMARY NURSING*: A UTILIZAÇÃO DE SISTEMAS DE ATENDIMENTO NO PRÉ, TRANS E PÓS-OPERATÓRIO

A utilização de sistemas de atendimento que direcionem a prática da enfermagem tem o objetivo de qualificar a assistência, comprometendo e envolvendo os profissionais de saúde no resultado de suas ações. Tendo em vista esta afirmação, poderemos utilizar dois sistemas que, aliados, fornecerão à equipe de saúde um sentido para suas ações, valorizando e qualificando o atendimento prestado.

Assistência integral

A assistência integral é conceituada como: "um sistema de atendimento hospitalar que define procedimentos e cuidados ao paciente como um conjunto de ações multiprofissionais integradas em um fluxo, cujo objetivo é suprir as necessidades, além de acolher e engajar o paciente individualmente,com resultados que se concretizam junto ao leito" (Weber e Demeneghi).

Esse sistema poderá ser utilizado no pré, no trans e no pós-operatório, uma vez que é no âmbito dos procedimentos que se sustenta a assistência integral, envolvendo uma equipe multiprofissional com o objetivo único de tratar e proporcionar bem-estar ao paciente.

PREMISSAS BÁSICAS DA ASSISTÊNCIA INTEGRAL

A assistência integral possui algumas premissas básicas, como: acolhimento, atenção, avaliação, competência técnica, envolvimento pessoal e profissional da equipe, informação, postura pessoal e competência profissional, respeito, sensibilidade, empatia e visão humanística:

Qualidade na Assistência de Enfermagem por Intermédio da Enfermagem Baseada em Evidências

- **Acolhimento e atenção:** a equipe de saúde exerce um papel de extrema importância, pois torna-se referência para o paciente a partir do momento em que admite o mesmo no setor.
- **Atenção:** a admissão seria realizada em conjunto com as equipes médica e de enfermagem que se apresentam, ao paciente, como referência ao seu cuidado. Na prática, observamos que a admissão do paciente, quando realizada em conjunto pelo enfermeiro e a equipe médica, é mais satisfatória e expõe menos o paciente, uma vez que este tem de responder somente uma vez aos questionamentos.
- **Avaliação das condutas e das abordagens realizadas:** deve ser constante e contínua para que possamos trabalhar em busca da qualidade e devemos ter em mente, como resultados almejados, a redução do estresse e a segurança do paciente.
- **Competência técnica:** a competência técnica é imprescindível a esse sistema e fornece subsídios para a elaboração de protocolos e ações que facilitem a assistência e minimizem os riscos do ato operatório.
- **Equipe assistencial:** deverá ser coesa e ter uma base sólida de conhecimentos. A confiança mútua entre os membros da equipe deve ser nítida e percebida pelo paciente, que assim se sentirá mais tranqüilo e confiante quanto a seu tratamento. Cada profissional deve ter consciência de como suas ações afetam ou interagem com as ações dos outros profissionais.

Cabe aos profissionais da equipe estabelecer uma relação de empatia e respeito com o paciente, atendendo de modo humanizado com informações claras e objetivas e com comprometimento e envolvimento.

Na assistência integral, o importante é solucionar problemas, e não quem os soluciona.

A assistência integral consiste na soma de muitos atendimentos. Como resultado desse sistema teremos um profissional com postura e disponibilidade para assistir o paciente, que terá suas necessidades atendidas e se sentirá seguro.

129

Primary nursing

Aliado à assistência integral, poderemos utilizar também o *primary nursing*, segundo o qual o paciente é atendido, desde o momento da admissão até a alta do hospital, pelo mesmo enfermeiro. Sabemos que esse sistema foi criado para atender o paciente na unidade de internação, e por que não o utilizarmos no centro cirúrgico?

Mesmo ficando pouco tempo sob os cuidados de enfermagem, o paciente deve conhecer o enfermeiro responsável por seu tratamento.

Com o *primary nursing*, o paciente se sentirá mais acolhido e terá no enfermeiro um referencial no pré, no trans e no pós-operatório. O enfermeiro terá mais autonomia em determinar os cuidados de enfermagem necessários ao paciente, com autonomia para a tomada decisão, que será embasada em seu conhecimento técnico-científico. O enfermeiro é o detentor do saber e controlador do processo de trabalho.

Os elementos do *primary nursing* são:

1. Aceitação da responsabilidade individual quanto à tomada de decisões em relação a uma pessoa.
2. Cuidados diários designados pelo método de assistência.
3. Comunicação direta de pessoa a pessoa.
4. Uma pessoa operacionalmente responsável pela qualidade dos cuidados administrados.

O sistema *primary nursing* não garante a qualidade da assistência de enfermagem, que está atrelada à competência técnica e ao embasamento teórico e prático; no entanto, sabe-se também que esse cuidado sistematizado torna-se mais criativo e recompensador para o enfermeiro.

"A complexidade dos problemas exige, cada vez mais, um trabalho cooperativo do tipo interdisciplinar com vistas à transdisciplinaridade que rompa com a visão fragmentada da superespecialização em que o conhecimento se sobreponha à submissão e ao poder hierárquico (Leopardi, 1999)." A autora deixa claro valorizar o conhecimento e reforça a relação de trabalhar de forma profissional; o conhecimento nos faz participar da equipe assistencial como detentoras de um saber que norteará nossa prática. O paciente deverá ser sempre o foco das ações e a satisfação do mesmo, nossa meta assistencial.

GERENCIAMENTO DA ASSISTÊNCIA × SISTEMAS DE ATENDIMENTO

Do ponto de vista gerencial, esses sistemas não geram custos; no entanto, agregam valores e diferenciam assistência. O líder deverá estar aberto às vivências e utilizar como recursos o poder existente nas pessoas, pois confiança é a base da liderança.

A delegação de poder e responsabilidade é de extrema importância na administração participativa. Trabalhar com qualidade significa fundamentar-se em dados e fatos com um raciocínio estatístico nos diversos níveis operacionais. Não se gerenciam pessoas, a idéia é liderá-las. Esta afirmação torna nítido que a utilização desses dois sistemas servirá para qualificar a assistência e servirá como linha de trabalho ao sistema de gestão adotado no centro cirúrgico, descentralizando e valorizando o profissional enfermeiro, fazendo com que ele se comprometa com todos os resultados institucionais e se sinta inserido no contexto, mediante sistemas atualizados e inovadores no que se refere ao ato de cuidar.

Um trabalhador competente, na função adequada, contribuirá para uma nova perspectiva de trabalho. Só teremos resultado positivo utilizando a assistência integral e o *primary nursing* se os colaboradores envolvidos tiverem um espírito empreendedor e uma visão do todo. Quando profissionais trabalham satisfeitos a assistência humanizada se torna presente.

INDICADORES DE QUALIDADE

Por meio da prática baseada em evidências, poderemos determinar ações a serem desenvolvidas tendo como base a literatura científica e trabalhos de pesquisa randomizados, como já salientado anteriormente. A partir desse estudo construído, poderemos formular indicadores de qualidade da assistência, que servirão como itens de controle para medirmos constantemente a assistência prestada aos pacientes.

Exemplo (integridade da pele)

Após estudos detalhados sobre anatomia e fisiologia da pele, determinamos padrões de cuidado baseados em evidências, a partir dos quais avaliamos e identificamos constantemente os fatores de risco, reconhecendo os riscos do ambiente e agentes que possam interferir nesse cuidado. As avaliações ocorrerão mediante exames físico e dados concretos. A formulação do indicador da qualidade da assistência no que se refere à integridade da pele deverá ser monitorada por meio de instrumento construído para este fim. Como resultado, teremos um número de intercorrências que refletirão a qualidade da assistência de enfermagem prestada.

Para que possamos avaliar esse item, a padronização das ações e dos cuidados será de extrema importância, pois somente por meio de protocolos de atendimento bem formulados poderemos, com certeza, afirmar que houve algum desvio do cuidado, ou seja, queda de qualidade de atendimento.

No paciente obeso que será submetido à cirurgia, poderemos identificar indicadores de assistência bem específicos, evitando, portanto, intercorrências e problemas relacionados às suas co-morbidades.

Exemplo de indicadores de assistência a pacientes obesos mórbidos

1. Integridade da pele.
2. Quedas ao solo.

3. Administração de medicamentos.
4. Sondas gástricas e urinárias.
5. Drenos abdominais.
6. Cateteres venosos.

DETECÇÃO DE ERROS E NÃO CONFORMIDADES NO PROCESSO

Para que possamos detectar erros e corrigi-los ao longo do processo, temos como ferramenta de qualidade total as anomalias ou não conformidades, conceituadas como desvio em relação ao padrão esperado e aos objetivos do plano de cuidados.

Essa ferramenta deve agregar valor, ser impessoal e verificar constantemente o processo para que se possa remover o sintoma do problema apresentado, verificar se o procedimento operacional padrão foi realizado de maneira correta e realizar uma análise criteriosa do ocorrido.

O método e a forma com que serão verificados os desvios serão definidos pelas instituições, porém um instrumento deverá ser construído para o monitoramento e relatórios deverão ser confeccionados com base nesse instrumento, para que constantemente estejamos realizando a busca pela melhoria.

PROCESSO EDUCACIONAL PERIOPERATÓRIO BASEADO EM EVIDÊNCIAS

O processo de educação em saúde é desenvolvido em grande parte pela enfermagem, que deve estar atenta a responder os questionamentos dos pacientes e verificar seu entendimento em relação às explicações fornecidas pela equipe multidisciplinar.

Segundo a Association of Perioperative Registered Nurses (AORN), as intervenções educativas são de responsabilidade dos enfermeiros.

Estão incluídas as informações sobre alimentação, sexo, condução de veículos, banho, cuidados de feridas, retorno ao trabalho e limites de atividades.

Os resultados positivos acerca da educação dos pacientes e de suas famílias estão, segundo Bork (2005), relacionados "à redução do nível de ansiedade e de medo e do custo com os procedimentos hospitalares, precipitando o retorno às funções normais, aumentando a auto-estima e o desenvolvimento de empenho do próprio paciente para a sua recuperação."

As prioridades de ensino foram descritas pelos pacientes, que relataram ser importantes os seguintes temas:

1. Conhecer os cuidados pré-operatórios.
2. Saber o que, quando e o porquê das intervenções.
3. Saber quando o evento poderá ocorrer.
4. Saber o que esperar e o que fazer.
5. Expressar suas preocupações.
6. Aprender novas habilidades para prevenir complicações.

O profissional mais habilitado dentro da equipe transdisciplinar é o enfermeiro, que atua à beira do leito, prestando uma assistência participativa e humanizada. Cabe, portanto, ao profissional da enfermagem a parte educacional do cuidado, reduzindo assim estresses, medos e ansiedades e fornecendo uma assistência de referência.

CAPÍTULO

11

Exames Laboratoriais para o Paciente Obeso Cirúrgico – Valores de Referência

Lília Doria

Os pacientes obesos cirúrgicos devem submeter-se a exames laboratoriais sejam nas cirurgias eletivas, ou nos casos de urgência e emergência.

Existe uma probabilidade de os resultados dos exames estarem fora dos valores de referência e não apresentarem doença, sendo a clínica sempre soberana.

As solicitações dos exames laboratoriais devem estar de acordo com o procedimento cirúrgico que vai ocorrer e que poderá alterar-se, com a função cardiorrespiratória (hemograma completo), função imunológica (leucograma e urina), função renal (urina, uréia e creatinina), função hepática (enzimas hepáticas, plaquetas, coagulograma e tempo de protrombina), função endócrina (glicemia e eletrólitos) e reposição volêmica (eritrograma, tipo sanguíneo, fator Rh e proteínas).

O enfermeiro deve permanecer atento aos resultados desses exames, devido às alterações que podem ocorrer, e pelo his-

Exames Laboratoriais para o Paciente Obeso Cirúrgico – Valores de Referência

tórico de enfermagem coletado podem ser evitadas situações que parecem ser inesperadas.

Fatores que interferem nos resultados dos exames:

- **Medicamentos:**
  - Ácido acetilsalicílico: alteração nos testes de coagulação.
  - Dipirona: diminuição da creatinina.
  - Vitamina C: altera a creatinina.
- **Drogas:**
  - **Maconha:** aumenta a insulina, o sódio, o potássio e a uréia e diminui a creatinina, o ácido úrico e a glicose.
  - **Heroína:** aumenta o colesterol, o potássio e T4 e diminui a albumina.
  - **Morfina:** aumenta o TGP, o TGO, a amilase e a lípase e diminui a insulina.
- **Álcool recente:** diminui a glicose, o bicarbonato e a prolactina e aumenta os triglicérides, o ácido úrico e o ácido lático.
- **Peso corporal:** altera o acido úrico, o colesterol e a glicose.
- **Gravidez:** altera a amilase, o colesterol e os triglicérides e diminui a uréia.

VALORES DE REFERÊNCIA (BRUNNER E SUDDARTH, 2002; SOARES E COLS., 2002)

Abreviaturas usadas nos limites de referência.

g	= grama	U	= unidade
mg	= miligrama	mU	= miliunidade
µg	= micrograma	mEq	= miliequivalente
µµg	= micromicrograma	UI	= unidade internacional
dL	= 100 mililitros	h	= hora
mL	= mililitros	s	= segundo
mm³	= milímetro cúbico	min	= minuto
mm	= milímetro	mol	= mole

136

Exames Laboratoriais para o Paciente Obeso Cirúrgico – Valores de Referência

Hematologia

ERITROGRAMA

Hemoglobina	**Homens:** 13 a 18g/dL **Mulheres:** 12 a 16g/dL	**Diminuída:** várias anemias, gestação, hemorragia grave **Aumentada:** policitemia, doença pulmonar obstrutiva crônica
Hematócrito	40% a 50%	**Diminuído:** anemias graves, anemia da gestação, perda sanguínea maciça aguda **Aumentado:** eritrocitose, desidratação ou hemoconcentração associada ao choque
Volume corpuscular médio (VCM)	80 a 94μ^3	**Diminuído:** anemias microcíticas **Aumentado:** anemias macrocíticas
Hemoglobina corpuscular média (HCM)	27 a 32$\mu\mu$g/célula	**Diminuída:** anemias microcíticas **Aumentada:** anemias macrocíticas
Concentração da hemoglobina corpuscular média (CHCM)	33% a 38%	**Diminuída:** anemia hipocrômica grave

LEUCOGRAMA

Leucócitos	5.000 a 10.000/mm^3	**Elevados:** doenças infecciosas agudas
Neutrófilos	60% a 70%	**Elevados:** infecções agudas, doenças reumáticas, doenças neoplásicas, traumatismos, doenças endócrinas e metabólicas **Diminuídos:** sepse, hepatite, varicela, uso de medicamentos, doenças hematológicas

137

Exames Laboratoriais para o Paciente Obeso Cirúrgico – Valores de Referência

Bastões	0% a 5%	Elevados: doenças infecciosas agudas
Segmentados	40% a 70%	
Eosinófilos	1% a 4%	Elevados: doenças alérgicas, parasitoses, micoses Diminuídos: estresse, infecções agudas, neoplasias, lesões graves
Linfócitos	20% a 30%	Elevados: doenças virais, doenças neoplásicas, pós-esplenectomia Diminuídos: desnutrição protéico-calórica, anemia aplástica, mieloma múltiplo, traumatismo, cirurgia
Monócitos	2% a 6%	Elevados: doenças virais Diminuídos: anemia aplástica, tricoleucemia
Basófilos	0% a 0,5%	Elevados: infecções virais, doenças mieloproliferativas, causas endocrinológicas

CONTAGEM DE PLAQUETAS

Contagem de plaquetas	100.000 a 400.000/mm^3	Aumentada: malignidade, doença mieloproliferativa, artrite reumatóide, pós-operatório Diminuída: púrpura trombocitopênica, leucemia aguda, anemia aplástica, durante quimioterapia para o câncer

PROTROMBINA

Consumo de protrombina	20s	Comprometido na deficiência dos fatores VIII, IX e X

138

Exames Laboratoriais para o Paciente Obeso Cirúrgico – Valores de Referência

Tempo de protrombina	9,5 a 12s	Prolongado por deficiência dos fatores I, II, V, VII e X, má-absorção de lipídios, hepatopatia grave, terapia com anticoagulante cumarínico

TEMPO DE SANGRAMENTO

Tempo de sangramento	1 a 9 min	Prolongado na trombocitopenia, função plaquetária defeituosa e terapia com anticoagulação

TEMPO DE TROMBOPLASTINA

Tempo de tromboplastina parcial (ativado)	20 a 45s	Prolongado por deficiência de fibrinogênio, fatores II, V, VIII, IX, X, XI e XII, terapia com heparina

ERITRÓCITOS

Eritrócitos	Mulheres: 4.200.000 a 5.400.000/mm³ Homens: 4.600.000 a 6.200.000/mm³	Aumentados: diarréia grave e desidratação, policitemia, intoxicação aguda, fibrose pulmonar Diminuídos: anemias, leucemia, depois da hemorragia

FIBRINOGÊNIO

Fibrinogênio	200 a 400mg/dL	Aumentado: gestação, infecções acompanhadas por leucocitose, nefrose Diminuído: hepatopatia grave, descolamento prematuro de placenta

VELOCIDADE DE HEMOSSEDIMENTAÇÃO (VHS)

Velocidade de hemossedimentação	Mulheres abaixo de 50 anos: menor que 20mm/h Mulheres acima de 50 anos: menor que 30mm/h Homens abaixo de 50 anos: menor que 15mm/h Homens acima de 50 anos: menor que 20mm/h	Aumentada: destruição tecidual inflamatória ou degenerativa, durante a menstruação e a gestação, doenças febris agudas

Bioquímica

AMILASE

Amilase	60 a 160 USomogyi/dL	Aumentada: pancreatite aguda, caxumba, úlcera duodenal, carcinoma de cabeça de pâncreas, medicamentos (morfina, codeína, colinérgicos) Diminuída: pancreatite crônica, fibrose e atrofia pancreática, cirrose hepática, gestação (segundo e terceiro trimestres)

ASPARTATO AMINOTRANSFERASE – AST (TGO)

Aspartato aminotransferase – AST (TGO)	7 a 40U/mL	Aumentado: infarto do miocárdio, doença da musculatura esquelética, doença hepática

Exames Laboratoriais para o Paciente Obeso Cirúrgico – Valores de Referência

ALANINA AMINOTRANSFERASE – ALT (TGP)

Alanina aminotransferase – ALT (TGP)	10 a 40U/mL	**Aumentada:** infarto do miocárdio, doença da musculatura esquelética, doença hepática

ÁCIDO ÚRICO

Ácido úrico	2,5 a 8mg/dL	**Aumentado:** artrite gotosa, leucemia aguda, linfomas tratados por quimioterapias **Diminuída:** reabsorção tubular defeituosa

CÁLCIO

Cálcio	8,5 a 10,5mg/dL	**Aumentado:** tumor ou hiperplasia da paratireóide, hipervitaminose D, mieloma múltiplo, tumores malignos, imobilização esquelética, ingestão excessiva de cálcio **Diminuído:** hipoparatireoidismo, diarréia, doença celíaca, pancreatite aguda, deficiência de vitamina D, após paratireoidectomia

COLESTEROL

Colesterol	150 a 200mg/dL	**Aumentado:** lipemia, icterícia obstrutiva, diabetes, hipotireoidismo **Diminuído:** anemia hemolítica, hipertireoidismo, infecção grave, estados terminais de doenças debilitantes

CREATINA

Creatina	0,2 a 0,8mg/mL	**Aumentada:** gestação, hipertireoidismo, necrose ou atrofia de músculo esquelético

Exames Laboratoriais para o Paciente Obeso Cirúrgico – Valores de Referência

CREATINA-FOSFOQUINASE (CPK)

Creatina-fosfoquinase (CPK)	Homens: 50 a 325mU/mL Mulheres: 50 a 250mU/mL	**Aumentada:** infarto do miocárdio, doenças musculares esqueléticas, síndrome do esmagamento, hipotireoidismo

CREATININA

Creatinina	0,7 a 1,4mg/mL	**Aumentada:** nefrite, doença renal crônica

GLICOSE

Glicose	Jejum: 60 a 110mg/mL	**Aumentada:** diabetes, nefrite **Diminuída:** hiperinsulinismo, hipotireoidismo
	Pós-prandial (2h): 65 a 140mg/mL	**Aumentada:** gestação, hipertireoidismo, infecções, lesões cerebrais **Diminuída:** hiperinsulinismo tardio, vômito pernicioso, doença hepática extensa

LÍPASE

Lípase	0,2 a 1,5U/mL	**Aumentada:** pancreatite aguda e crônica, obstrução biliar, hepatite

LIPÍDIOS, TOTAL

Lipídios, total	400 a 1.000mg/dL	**Aumentada:** hipotireoidismo, diabetes, nefrose **Diminuída:** hipertireoidismo

Exames Laboratoriais para o Paciente Obeso Cirúrgico – Valores de Referência

POTÁSSIO

Potássio	3,8 a 5mEq/L	**Aumentada:** insuficiência renal, acidose, lise celular **Diminuída:** perdas gastrointestinais, administração de diuréticos

SÓDIO

Sódio	135 a 145mEq/L	**Aumentado:** hemoconcentração, nefrite, obstrução pilórica **Diminuído:** déficit de base, mixedema

URÉIA

Uréia	10 a 20mg/dL	**Aumentada:** glomerulonefrite aguda, uropatia obstrutiva, intoxicação por mercúrio **Diminuída:** insuficiência hepática grave, gestação

Sumário de urina

Cor	Amarelo-claro – âmbar	**Ausência de cor:** poliúria, diabetes **Turva:** piúria, lipidúria, fungos, espermatozóides, urato **Laranja:** urobilina, bilirrubina **Vermelha, rosa:** hemácias, beterraba, rifampicina, hemoglobina **Vermelho-marrom:** melanina, metildopa, hemoglobina, metronidazol, fenotiazina, fenol **Azul-verde:** pseudomonas, bile, riboflavina, azul de metileno
Densidade	1,005 a 1,040	**Acima de 1,018:** capacidade de concentração renal preservada

Exames Laboratoriais para o Paciente Obeso Cirúrgico – Valores de Referência

pH	4,5 a 8,5	**pH ácido:** diarréia, desidratação, febre, acidose metabólica ou respiratória **pH alcalino:** vômito, alcalose metabólica ou respiratória, medicamentos (tiazídicos, bicarbonato de sódio)
Proteínas	Ausentes	**Presentes:** alterações da permeabilidade glomerular, febre, esforço físico intenso, ortostatismo, emoções, exposição ao frio, crise convulsiva
Glicose	Ausente	**Presente:** hiperglicemia, hipertireoidismo, acromegalia, situação de estresse (traumatismo, cirurgia, anestesia)
Cetona	Ausente	**Presente:** diabéticos descompensados com acidose metabólica, eventualmente em situações de jejum ou crianças com febre
Bilirrubina	Ausente	**Presente:** hiperbilirrubinemia direta
Urobilinogênio	Ausente	**Presente:** pode aparecer em doenças hepáticas
Hemoglobina	Ausente	**Presente:** hematúria, hemoglobinúria sem hematúria, mioglobinúria (rabdomiólise)
Nitritos	Ausentes	**Presentes:** evidência indireta de bacteriúria
Cilindros	Ausentes	**Presentes:** estase urinária, glomerulonefrite, infecção renal, síndrome nefrótica

Exames Laboratoriais para o Paciente Obeso Cirúrgico – Valores de Referência

Células tubulares renais	Ausentes	**Presentes:** + de uma dessas células por campo de grande aumento = dano tubular
Células lipídicas	Ausentes	**Presentes:** lipidúria, síndrome nefrótica
Cristais	Podem estar presentes = oxalatos de cálcio, fosfato de cálcio e urato	
Hemácias	Até duas hemácias por campo	**Acima de duas hemácias por campo:** traumatismo, tumores renais, urolitíase, rins policísticos, infecção do trato urinário, distúrbios de coagulação. Deve-se afastar contaminação por menstruação e exercício físico intenso
Leucócitos	Até cinco leucócitos por campo	**Acima de cinco leucócitos por campo:** inflamação renal, infecção do trato urinário
Bactérias	Ausentes	**Presentes:** infecção urinária, contaminação durante a coleta

145

CAPÍTULO

12

Exames Complementares para o Paciente Obeso Cirúrgico

Lília Doria

Os exames complementares, como o próprio nome diz, ajudam a complementar os dados clínicos e definir um diagnóstico. Quando estamos cuidando de pacientes obesos, que são pacientes especiais por suas particularidades, tão discutidas nos capítulos anteriores, precisamos atentar para certos cuidados como equipamentos que tenham capacidade de receber o paciente obeso e o superobeso (p. ex., tomógrafos e ressonância magnética com aberturas em que caibam esses pacientes, aparelhos de ultra-sonografia com capacidade de visualizar vísceras profundas e aparelho de raio-X com maior penetração das incidências dos raios).

A enfermagem tem papel importante no preparo desses exames e na realização do eletrocardiograma, participando de maneira ativa na equipe multiprofissional e contribuindo para a definição do diagnóstico o mais precoce possível.

ELETROCARDIOGRAMA (ECG)

O ECG faz o registro gráfico da atividade elétrica do coração como um traçado em papel de gráfico especial e é o exame de escolha no pré-operatório de qualquer cirurgia. É composto de um aparelho com cabos que são ligados a eletrodos. Os eletrodos são colocados em posição da seguinte forma:

- **V1:** quarto espaço intercostal (EI), junto à borda esternal direita.
- **V2:** quarto EI, junto à borda esternal esquerda.
- **V3:** entre V 2 e V4.
- **V4:** quinto EI, na linha hemiclavicular esquerda.
- **V5:** na mesma altura de V4, na linha axilar média.
- **V6:** na mesma altura de V5, na linha axilar posterior.

São interpretados, no ECG:

- **Onda P:** representa o impulso elétrico que inicia no nódulo AS e espalha-se através dos átrios.
- **Complexo QRS:** representa a despolarização da musculatura ventricular.
- **Onda T:** representa a repolarização do músculo ventricular.
- **Onda U:** representa a repolarização das fibras de Purkinje. Pode ser observada em pacientes com hipocalemia (baixo potássio), hipertensão ou cardiopatia. A onda U segue a onda T, com a mesma polaridade.
- **Intervalo PR:** é medido do início da onda P até o início do complexo QRS, medido em derivações bipolares.
- **Segmento ST:** repolarização ventricular precoce. Dura do final do complexo QRS até o início da onda T e normalmente é isoelétrico.
- **Intervalo QT:** representa o tempo total para despolarização e repolarização ventriculares e é medido do início do complexo QRS até o final da onda T.

Exames Complementares para o Paciente Obeso Cirúrgico

São colocadas 12 derivações e, dessa forma, serão mostradas 12 incidências diferentes, diagnosticando arritmias, infarto do miocárdio e isquemia, dentre outras patologias.

A obesidade pode interferir no valor diagnóstico dos critérios eletrocardiográficos, associando-se inversamente com a sensibilidade para diagnóstico de hipertrofia do ventrículo esquerdo, devido a um efeito do hábito corporal sobre o complexo QRS.

O enfermeiro tem capacidade de realizar e interpretar o ECG, de modo a agir em uma situação de urgência ou emergência, contribuindo para uma assistência mais rápida e, conseqüentemente, ajudando no prognóstico.

RAIO-X

O raio-X ajuda na avaliação de diagnósticos nas diversas patologias. É solicitado nos exames de rotina pré-operatória e em casos de emergência, como ajuda nos diagnósticos de abdome agudo, derrame pleural, traumatismo abdominal, obstrução intestinal, pneumotórax, tamanho das câmaras cardíacas e dissecção de aorta, dentre outros.

No paciente obeso é necessária maior capacidade de penetração do feixe radiológico.

O enfermeiro deve avaliar as condições do paciente que será submetido a exame radiológico, assegurar-se da retirada de adornos e aparelhos, atentar para aqueles pacientes em uso de soro, sondas e/ou cateteres, registrar em prontuário e encaminhar o prontuário junto a exames anteriores, se for o caso.

ULTRA-SONOGRAFIA (US)

A US é um exame de imagem não-invasivo sem radiação, indolor e de baixo custo realizado por meio de ondas ultra-sônicas. Está contra-indicada para o exame de estruturas que se situam por detrás de tecido ósseo.

A US em freqüências sonoras acima das audíveis por seres humanos e é composta de aparelho e transdutor. Este é colocado em contato com a pele do paciente, e a energia mecânica é convertida em impulsos elétricos, os quais são ampliados e registrados em uma tela de osciloscópio, enquanto se obtém um registro dos padrões em fotografia ou vídeo.

Há várias modalidades de ultra-sonografia, a depender do órgão a ser estudado, como: US abdominal, US do aparelho urinário, US da artéria temporal, US intracoronariana, US da tireóide e US das mamas, dentre outras.

Na emergência, auxilia os diagnósticos de apendicite, traumatismos: esplênico, colecistite aguda, diverticulite aguda, obstrução em abdome, abscesso renal, ruptura aórtica e trombose.

O enfermeiro deve preparar o paciente para o exame, assegurando o tempo de jejum ou a ingestão de líquido, a depender do tipo de US a ser realizado. Deve registrar os cuidados prestados, atentar para pacientes em uso de soro, sondas e/ou drenos.

O enfermeiro deve, junto ao paciente, encaminhar exames anteriores.

TOMOGRAFIA COMPUTADORIZADA

Um tomógrafo computadorizado consiste em uma fonte de raio-X e um detector de radiação, os quais se deslocam simultaneamente de um lado para outro da região a ser examinada. As imagens podem ser arquivadas em fitas magnéticas, fotos polaróides, filmes radiográficos e fotográficos ou discos magnéticos.

A tomografia computadorizada é um exame de melhor resolução do que a ultra-sonografia, inclusive para pacientes obesos.

Em algumas situações, é necessário o uso de contraste para melhor avaliação. O contraste é uma substância iodada injeta-

Exames Complementares para o Paciente Obeso Cirúrgico

da EV para se obter contraste entre as estruturas anatômicas e realçar a patologia.

Existem dois tipos de contraste: o iônico (de custo menor e com maior incidência de reações alérgicas) e o não-iônico (de custo maior e com menor incidência de reações alérgicas). Os aparelhos apresentam limites de carga de mesa, como o tomógrafo helicoidal, cuja, carga de mesa é de até 180kg. Se o peso estiver entre 180 e 205kg, a qualidade da imagem diminui, e não há garantia nos casos de pacientes com mais de 205kg. Outro limite é a abertura do aparelho que impede a realização de exame abdominal em pacientes superobesos. São várias as indicações para realização da tomografia para investigação de diagnóstico, como:

- Traumatismos de crânio e abdome.
- Aneurismas.
- Acidente vascular cerebral.
- Tumores.
- Pesquisa de massa tumoral em tórax.
- Investigações de coleções bloqueadas peritoneais e subfrênicas.
- Investigações na parede pélvica.

A enfermagem deve revisar o histórico do paciente para verificar alergias; se necessário o uso de contraste, atentar para o tempo de jejum de 4 horas; caso o paciente apresente claustrofobia, a enfermagem deve comunicar ao setor para que possa ser providenciado anestesiologista para realizar sedação. Além disso, a equipe de enfermagem deve atentar para a retirada de adornos.

RESSONÂNCIA MAGNÉTICA

A ressonância magnética utiliza ondas de radiofreqüência e um campo magnético, com capacidade magnética dos tecidos, para geração de imagens. Os sinais são emitidos a partir das

151

propriedades físicas e nucleares dos prótons de hidrogênio e são captados por bobinas que, junto a equipamentos computadorizados, os transformam em imagens.

É um exame para avaliação:

- De partes moles de qualquer parte do corpo.
- Do sistema nervoso central.
- Do coração.
- Dos órgãos abdominais.
- Do sistema muscular.

O paciente é colocado dentro do magneto supercondutor, que tem uma abertura limitada, impossibilitando a avaliação abdominal em pacientes superobesos.

A enfermagem deve manter-se atenta a pacientes que usem marca-passo, prótese cirúrgica metálica, adornos, tempo de jejum e história anterior de alergias.

O enfermeiro deve estar atento a pacientes com claustrofobia, pois necessitará de sedação.

A ressonância magnética é utilizada na necessidade de melhor visualização das estruturas anatômicas, onde é necessário o uso do contraste, o que diminui risco de reação alérgica, por não ser à base de iodo.

ECOCARDIOGRAMA (ECG)

O ECG auxilia a avaliação cardíaca, de sua estrutura e função. Pode ser do tipo transtorácico, transfesofágico e de esforço, cada qual com indicações específicas.

A avaliação pela ecocardiografia transtorácica sofre interferência no paciente obeso, devido à elevada impedância acústica transtorácica acarretada pelo acúmulo de gordura subcutânea.

Pacientes obesos apresentam, à ecocardiografia, aumento do débito cardíaco, pressão diastólica final do ventrículo esquerdo aumentada e hipertrofia do ventrículo esquerdo.

Exames Complementares para o Paciente Obeso Cirúrgico

A realização do exame é impossível em pacientes superobesos, pois o transdutor não capta imagem satisfatória por causa da camada de tecido adiposo.

A enfermagem deve estar atenta aos pacientes quanto ao uso de adornos, tempo de jejum, história anterior de alergias, história de hipertensão e taquicardia.

CAPÍTULO

13

Obesidade – Procedimentos Cirúrgicos e Fisioterapia

Ana Célia Carneiro de Almeida Maiato • *Francine da Silva Crespo*

A Organização Mundial de Saúde (OMS) classifica a obesidade como uma doença crônica, de prevalência crescente e de alto risco, caracterizada pelo acúmulo excessivo de tecido adiposo no organismo. Esta pandemia se propaga por todo o mundo, de forma cada vez mais precoce, e atualmente mais de 1 bilhão de pessoas sofrem com o excesso de peso, inclusive crianças, e 300 milhões têm algum grau de obesidade.

De acordo com os dados do IBGE (2004), no Brasil, observa-se o aumento do sobrepeso e da obesidade na população ao longo do tempo. Os valores atuais revelam 40,6% dos adultos com excesso de peso e 11% com obesidade (correspondendo a 10,5 milhões de pessoas). Estes dados mostram que o excesso de peso já alcança grande expressão no país, no meio urbano e em todas as classes de rendimentos e, portanto, é considerado um dos principais problemas da saúde pública da sociedade moderna.

Com causas múltiplas e complexas, a obesidade é causada por um desequilíbrio energético, resultante de uma interação de fatores genéticos, endócrinos, metabólicos, sociais, ambientais, culturais e comportamentais, tratando-se, assim, de uma doença de etiologia multifatorial, responsável pelo aumento do índice de morbimortalidade, e afetando significativamente a saúde, o bem-estar físico e psicológico, a longevidade e a qualidade de vida.

Na literatura médica, diversos índices podem ser usados para estabelecer o peso ideal e diagnosticar os graus de obesidade; entretanto, na prática clínica, na maioria dos estudos e segundo a classificação da OMS, utiliza-se o índice de massa corpórea (IMC). Sua fórmula de cálculo é a divisão do peso (em kg) pelo quadrado da altura (m²), IMC = P/A².

De acordo com a localização corpórea do tecido adiposo, a obesidade pode ser classificada em obesidade central (andróide), em que o tecido adiposo se localiza, principalmente, na parte superior do corpo (tórax e abdome), e obesidade periférica (ginecóide), em que a distribuição ocorre predominantemente na parte inferior do corpo, quadris, nádegas e coxas.

Segundo a OMS, é considerado obeso o indivíduo que apresenta o IMC ≥ 30kg/m² e obeso mórbido, aquele com IMC ≥ 40kg/m². A morbimortalidade da obesidade aumenta de forma exponencial a partir do IMC ≥ 30kg/m². Nessa população, o risco de morte prematura duplica em indivíduos com IMC ≥ 35kg/m².

A obesidade é denominada mórbida porque se associa a várias doenças graves, progressivas e debilitantes, contribuindo para o desencadeamento de disfunções: cardiovasculares (morte súbita, hipertensão arterial, cardiopatia isquêmica, acidente vascular encefálico, dislipidemia, estase venosa, *cor pulmonale*, trombose venosa profunda e tromboembolismo pulmonar), musculoesqueléticas (osteoartroses, gota, cervicalgias, lom balgias e mialgias), endócrinas e metabólicas (diabetes melito tipo 2, hipotireoidismo, doença de Cushing, síndrome do ovário policístico), respiratórias (doença pulmonar restritiva, síndrome da hipoventilação alveolar, síndrome da apnéia e hipopnéia obstrutiva do sono), gastrointestinais (refluxo gastroesofágico, esteatose hepática e pancreática, colelitíase e hérnia de hiato), doenças psiquiátricas (depressões, alterações de humor e transtornos alimentares), geniturinária (anormalidades menstruais, dificuldade na fertilização, incontinência urinária e cálculo renal) e malignidades (risco aumentado para o câncer colorretal, da mama, dos ovários, do colo uterino e da próstata). A consciência desses riscos por parte da população e da classe médica em particular desperta a necessidade de intervenção para o tratamento da obesidade, imprescindível para a saúde física e mental do indivíduo.

IMPACTO DA OBESIDADE NA MECÂNICA RESPIRATÓRIA

A obesidade impõe profundas alterações no sistema respiratório e na demanda metabólica, agravando-se quando associada aos procedimentos cirúrgicos. São vários os fatores que interferem na mecânica respiratória do obeso, resultando na redução dos volumes e das capacidades pulmonares, principalmente o volume de reserva expiratório (VRE) e a capacidade residual funcional (CRF). A redução do VRE pode causar anormalidades na distribuição ventilação/perfusão, nos gases do sangue arterial, nos mecanismos pulmonares e na difusão dos gases.

A explicação para as alterações funcionais detectadas no paciente obeso é o excesso de tecido adiposo presente nesta clientela, promovendo uma compressão mecânica sobre o músculo diafragma, os pulmões e a caixa torácica, acarretando insuficiência pulmonar restritiva. A obesidade favorece a diminuição da complacência total do sistema respiratório e o aumento da resistência pulmonar. Quanto mais central o depósito de gordura corporal, maior o impacto na função ventilatória. Observa-se que a função dos músculos respiratórios e a movimentação diafragmática, em obesos, estão prejudicadas, resultado da restrição à expansão da caixa torácica.

A desvantagem mecânica apresentada pelo músculo diafragma, especialmente na posição supina, pode causar aumento do trabalho mecânico da respiração, bem como provocar a diminuição da força inspiratória, uma vez que o diafragma encontra-se elevado pelo abdome distendido.

Apesar das alterações nas variáveis respiratórias, os testes usuais, como a capacidade vital forçada (CVF), o volume expiratório forçado no primeiro minuto (VEF_1) e o fluxo expiratório máximo, são, geralmente, normais em obesos. Por outro lado, Rubstein e cols. encontraram limitação ao fluxo respiratório entre 50% e 75% da capacidade vital em pacientes obesos. Segundo Koenig, quanto maior o acúmulo de tecido adiposo, mais prejudicadas encontram-se as alterações na função pulmonar do paciente obeso. Paisani e cols. observaram também que a capacidade vital declina exponencialmente com o aumento do IMC. Mancine e Carra citam que a CRF declina exponencialmente à medida que aumenta o IMC, e que essas alterações são atribuídas ao efeito de massa e pressão sobre o diafragma, podendo ocasionar oclusão das pequenas vias aéreas, distúrbios na relação ventilação/perfusão, *shunt* direita-esquerda e hipoxemia arterial.

O consumo de oxigênio e a produção de dióxido de carbono encontram-se aumentados nos indivíduos obesos, tanto em repouso como durante o exercício físico; no entanto, a taxa metabólica basal, por ser relacionada à superfície corpórea, é geralmente normal. As explicações levantadas para justificar o consumo elevado de oxigênio (O_2) nessa população são: a atividade metabólica causada pelo excesso de tecido adiposo, o maior dispêndio energético consumido para a locomoção e o alto volume expiratório por minuto, para manter a normocapnia.

As alterações da mecânica respiratória são mais pronunciadas no paciente obeso mórbido, agravando essas alterações quando ele é submetido a procedimentos anestésicos. Segundo Mancine e Carra, a redução na CFR no obeso chega a 50%, comparada à queda de 20% em indivíduos não-obesos anestesiados. A redução da CFR favorece o fechamento precoce das pequenas vias aéreas, gerando maior grau de hipoxemia e maior incidência de atelectasia no pós-operatório.

A redução da oxigenação no pós-operatório em pacientes obesos tem sido atribuída às alterações na relação ventilação/ perfusão (V/Q) e/ou à diminuição das unidades pulmonares ventilatórias, que se deve a uma maior tendência dos indivíduos obesos à formação de atelectasias no período pós-operatório.

A obesidade, quando associada a procedimentos cirúrgicos, síndrome da apnéia e hipopnéia obstrutiva do sono (SAHOS), anestesia, relaxamento muscular, pneumoperitônio (componente obrigatório das videolaparoscopias), tempo prolongado na mesma postura, posição supina e dor, entre outros fatores, propicia o aparecimento de alterações pulmonares e cardiocirculatórias, sendo necessária uma intervenção da equipe multidisciplinar preventiva em todo o processo perioperatório.

O fisioterapeuta atua nos distúrbios pulmonares restritivos presentes na população de obesos direcionando suas ações para as condutas de expansão pulmonar. Utiliza-se dos exercícios respiratórios, por meio das técnicas de padrões ventilatórios, da sustentação máxima inspiratória e da terapia com pressão positiva.

CORRELAÇÃO DA OBESIDADE COM A SAHOS E A SÍNDROME DA HIPOVENTILAÇÃO ALVEOLAR

Todavia, a obesidade apresenta uma grande correlação com a SAHOS, doença crônica, progressiva e incapacitante, com alta incidência de morbimortalidade cardiocirculatória. Dados da literatura revelam que pelo menos 60% a 70% dos pacientes obesos são portadores dessa doença. A incidência da SAHOS entre os pacientes com obesidade grau III é 12 a 30 vezes maior, quando comparada à da população geral, com predominância no sexo masculino, entre 40 e 60 anos, atribuída às diferenças anatômicas das vias aéreas superiores (VAS), perfil hormonal e distribuição adiposa do tipo central (tronco e pescoço).

A síndrome da apnéia e hipopnéia obstrutiva do sono é caracterizada por paradas respiratórias recorrentes durante o sono em decorrência da obstrução das vias aéreas superiores. A obstrução ocorre como conseqüência do relaxamento natural da musculatura durante o sono. O evento só termina com microdespertar, que restabelece a patência da via aérea colapsada, permitindo que o indivíduo volte a respirar.

Um episódio de apnéia obstrutiva é definido como 10 segundos ou mais de total interrupção de fluxo aéreo, e a hipopnéia é definida como uma redução de 50% no fluxo aéreo, suficiente para levar à diminuição de 4% na saturação arterial de oxigênio.

Em 1999, a Academia Americana de Medicina do Sono caracterizou a síndrome por episódios recorrentes de obstrução total ou parcial das vias aéreas superiores, determinando dessaturações e fragmentação do sono.

O sono interfere na respiração, mesmo em condições fisiológicas, causando alterações no processo respiratório, como diminuição acentuada da atividade dos músculos dilatadores da faringe, reduzindo o calibre desse trecho das vias aéreas, aumento da resistência das vias aéreas superiores, redução do volume de ar através das vias aéreas superiores, redução da ventilação alveolar e diminuição da quimiossensibilidade ao gás carbônico.

A fisiopatologia da SAHOS é bastante complexa. No estreitamento das vias aéreas superiores (VAS) podem estar envolvidos fatores inespecíficos, como deposição de gordura no pescoço ou morfologia anormal da VAS. As alterações anatômicas e funcionais da faringe, do sistema nervoso central, deposição da gordura central (nas vísceras e no tronco) e a leptina (hormônio produzido pela gordura visceral) provavelmente interagem para o desenvolvimento da SAHOS em pessoas obesas.

Por outro lado, a SAHOS pode predispor indivíduos ao agravamento da obesidade em conseqüência das interferências que ocorrem durante o sono, sonolência diurna e prejuízo no metabolismo.

Dormir, para indivíduos com excesso de peso, passa a ser uma situação de risco, em que a fisiologia respiratória fica alterada, comprometendo a mecânica respiratória, o controle da respiração e, sobretudo, as trocas gasosas. As manifestações clássicas do dia-a-dia da SAHOS surgem com a fragmentação do sono e incluem sonolência excessiva durante todo o dia, diminuição da concentração e da memória, cefaléia matinal devido à retenção de CO_2 e vasodilatação cerebral, além de alterações fisiológicas, como hipoxemia e hipercapnia. O portador da doença geralmente relata interrupção da respiração, engasgo, sufocamento, despertares freqüentes e sono desconfortável, o que pode estar associado ao ronco, à hipertensão arterial sistêmica e pulmonar, à angina noturna, às arritmias cardíacas, ao refluxo gastroesofágico, à insônia e à qualidade de vida prejudicada.

Considerando-se a alta prevalência da SAHOS em pacientes obesos, o uso rotineiro da polissonografia nessa população tem sido recomendado com o objetivo de identificar os portadores da síndrome.

O exame de polissonografia apresenta altas sensibilidade e especificidade diagnósticas. O exame é considerado padrão ouro quando realizado por toda a noite, tornando-se indispensável no diagnóstico qualitativo e quantitativo, bem como para avaliação de sua gravidade.

A interpretação da polissonografia consiste na identificação dos estágios do sono e suas variáveis fisiológicas, utilizando-se dos parâmetros de eletroencefalograma, eletromiograma, eletrocardiograma e eletrooculograma, na identificação dos ciclos respiratórios, utilizando-se de termistores oronasais, sensores de fluxo, cintas para o registro toracoabdominal e oximetria, na identificação de movimentos anormais de membros inferiores, utilizando-se da eletromiografia, na identificação do ronco através do microfone traqueal e na detecção dos batimentos cardíacos com os eletros cardíacos.

Os indivíduos são considerados portadores da SAHOS quando o índice de apnéia mais hipoapnéias (IAH) for superior a cinco eventos por hora.

Na classificação a SAHOS, pelo IAH, segundo a Academia Americana da Medicina do Sono, consideramos:

- quando menor que 5 eventos/hora = normal;
- de 5 a 15 eventos/hora = IAH leve;
- de 15 a 30 eventos/hora = IAH moderado;
- acima de 30 eventos/hora = IAH severo.

Conhecendo-se o IAH, com a discriminação dos tipos (obstrutivas, centrais ou mistas), seu número por hora de sono, a duração dos eventos, seu efeito sobre as trocas gasosas e a deterioração da qualidade de sono, a equipe médica poderá solicitar a complementação do estudo do sono, com o exame da titulação da pressão, no qual o paciente utilizará a ventilação não-invasiva com o equipamento de pressão positiva contínua de vias aéreas (CPAP, inteligente ou auto-regulável), para identificação da pressão ideal necessária à abertura das vias aéreas.

Os tratamentos da apnéia obstrutiva do sono incluem perda de peso, próteses dentárias com avanço mandibular, cirurgias nas vias aéreas superiores, quando indicadas, e a utilização de CPAP. Nos pacientes que apresentam a apnéia do sono associada a obesidade, o tratamento de eleição é o CPAP. Pacientes que necessitam altos níveis de pressão (CPAP > $12cmH_2O$) ou pacientes que hipoventilam durante o período noturno necessitam ventiladores com dois níveis de pressão (BiPAP).

Peppard e cols., em seu estudo, evidenciaram que a perda do excesso de peso em 10% ocasionou redução de 26% do

IAH e que o aumento de 10% da massa corpórea correlacionou-se com aumento de 32% no IAH. Em alguns pacientes, a gravidade da SAHOS contra-indica a cirurgia de imediato e, nessa situação, deve-se tentar preparar adequadamente o paciente mediante a utilização da ventilação não-invasiva (com BiPAP ou CPAP), emagrecimento suficiente para melhorar o IAH, bem como as dessaturações e os roncos.

A SAHOS apresenta risco maior para complicações respiratórias por afetar a função pulmonar. A combinação de SAHOS preexistente e procedimentos cirúrgicos aumenta de maneira significativa a morbimortalidade e as complicações respiratórias em pacientes obesos.

A utilização da pressão positiva contínua de vias aéreas e/ou a perda de 10% a 15% do peso corpóreo antes da cirurgia bariátrica minimizam significativamente o risco de complicações respiratórias ou cardiovasculares nessa população.

Com base nos resultados de uma revisão sistematizada, Buchwald e cols. concluíram que a perda de peso efetiva de pacientes com obesidade mórbida resolve as co-morbidades na maioria dos pacientes. Para a SAHOS, a solução foi conseguida com cura ou melhora em 83,6% dos pacientes.

O tratamento mais indicado para SAHOS é a utilização do equipamento de CPAP, noturno, pois a pressão gerada mantém a patência das vias aéreas durante o sono e, na grande maioria dos casos, abole por completo os distúrbios respiratórios noturnos, tendo como principais objetivos a melhora da qualidade de vida do paciente e a diminuição do risco de complicações cardiovasculares, e pode auxiliar a perda de peso do paciente. A apnéia do sono deve ser, portanto, tratada concomitantemente com a terapêutica para perda de peso.

A hipoventilação alveolar é a falta de habilidade do sistema respiratório para eliminar o gás carbônico (CO_2) na mesma proporção em que o gás chega aos pulmões, gerando, assim, um quadro de hipercapnia ($PaCO_2 > 45mmHg$), acompanhado de certo grau de hipoxemia (PaO_2 baixa). Em pacientes obesos (IMC > 30kg/m²), sem história de doença respiratória, mas com quadro clínico de distúrbio de trocas gasosas, é indicada a investigação para diagnóstico da síndrome obesidade-hipoventilação alveolar. A hipoventilação alveolar é o principal prejuízo causado à função pulmonar pela obesidade, justificado pelo distúrbio nas trocas gasosas desses indivíduos. A presença de hipoxia e hipercapnia diurnas em pacientes com SAHOS apontaria para antecipação de hipoventilação alveolar ou doença pulmonar obstrutiva crônica.

O quadro clínico apresentado por essa clientela é de hipersonolência, e o estereótipo é de um indivíduo "volumoso", cianótico, com fácies cansada e com certa indiferença em relação ao mundo a seu redor, que apresenta cansaço aos mínimos esforços, podendo revelar distúrbios do humor, cefaléia e edema em membros inferiores. A identificação do quadro clínico e do diagnóstico é de grande importância para a condução correta do tratamento dos portadores dessa síndrome.

O diagnóstico diferencial deve ser feito com todas as doenças que se acompanham de hipoventilação alveolar, a exemplo da doença pulmonar obstrutiva crônica, doenças da parede torácica, como as cifoescolioses, síndromes neuromusculares, espondilite anquilosante, síndrome da hipoventilação central e SAHOS.

O tratamento eficaz implica uma ação sobre a obesidade. A abordagem terapêutica, conforme recomendações da Academia Americana de Medicina do Sono, baseia-se no controle da hipoxemia, no sono e na vigília. Esse controle é obtido com o uso de ventilação não-invasiva com CPAP ou BiPAP, aplicado no período noturno ou durante o sono, com orientação e prescrição médica, sendo às vezes necessário, também, o suporte com oxigenoterapia para controle da hipoxemia.

O fisioterapeuta interage com a aplicação da ventilação não-invasiva em diferentes níveis: desde o processo de avaliação, participação na indicação e escolha, até a adaptabilidade do paciente à técnica, instruindo-o na melhor opção e aceitação das interfaces (máscaras, umidificador, conexões) e fluxos, sendo esta etapa essencial à adesão ao tratamento. Orientações gerais e monitoramentos referentes ao uso do ventilador são essenciais para o sucesso da técnica. Os ajustes contínuos são necessários com vistas à otimização do suporte não-invasivo e maximização do conforto do paciente, identificando e corrigindo os efeitos adversos e a resposta ao CPAP ou BiPAP.

OBESIDADE E O RISCO DAS DOENÇAS TROMBOEMBÓLICAS

A obesidade tem sido identificada como um fator de risco para a doença tromboembólica venosa (DTEV), possivelmente pela dificuldade de mobilização no paciente obeso mórbido e, talvez, devido a uma diminuição da atividade fibrinolítica nesses pacientes.

A trombose venosa profunda (TVP) é uma doença de ocorrência multifatorial ou multicausal, em que fatores genéticos interagem entre si e com fatores ambientais, levando a seu desencadeamento. A TVP é caracterizada pela formação aguda de trombos de forma oclusiva total ou parcial, em veias do sistema venoso profundo, dificultando o retorno do sangue ao coração. A TVP está presente, como complicação da internação hospitalar, em praticamente todas as especialidades, principalmente nos pacientes hospitalizados para tratamento cirúrgico.

A TVP pode aparecer nas 48 horas de internamento e levar à maior e mais grave das complicações agudas, que é a tromboembolia pulmonar (TEP), principal causa de óbitos inesperados e evitáveis em leitos hospitalares e de seqüelas crônicas, como a síndrome pós-trombótica, que se constitui em importante problema sócio-econômico.

A TVP é a terceira *causa-mortis* de doença cardiovascular nos EUA, ocorrendo, anualmente, em 1% da população. Nas últimas décadas, a incidência da doença apresentou um decréscimo, porém o TEP e a TVP constituem um importante problema de saúde pública.

Virchow, pioneiro na investigação do desenvolvimento da trombose, descreveu em 1856 a clássica tríade, em que alteração do fluxo (estase venosa), lesão endotelial e alterações dos fatores de coagulação (hipercoagulabilidade) são responsáveis pela formação do trombo, podendo agir isoladamente de maneira variável, de acordo com a etiologia do fenômeno trombótico. A estase venosa é o fator predisponente mais importante, por levar a trombogênese pelo distúrbio do fluxo laminar, com conseqüente deposição de elementos figurados do sangue, causando maior concentração de fatores de coagulação ativados com a hipoxia endotelial secundária.

A apresentação clínica da TVP em membros inferiores tem quadro clínico variável, dependendo da extensão da oclusão e veia atingida. Os sinais e sintomas mais freqüentes apresentam baixa especificidade. Deve haver alto grau de suspeita clínica para o estabelecimento de medidas que levem ao diagnóstico objetivo e ao tratamento adequado.

A equipe deve atentar para os sinais e sintomas apresentados pelo paciente: dor à palpação e no trajeto venoso, dilatação de veias superficiais, edema na panturrilha ou em todo o membro comprometido e aumento de temperatura. Em geral, os sintomas aparecem subitamente. A profilaxia da TVP é a melhor forma de prevenção da TEP, sendo altamente custoefetiva.

A principal fonte embolígena são os vasos venosos profundos da coxa, da pelve e o poplíteo (vasos do sistema cava inferior).

Os fatores clínicos de risco são aditivos, existindo situações e cenários em que os pacientes apresentam sinergia de fatores favoráveis ao desenvolvimento de trombose venosa profunda. Dentre os fatores de risco para TVP, considerado pelas diretrizes da Sociedade Brasileira de Angiologia e Cirurgia Vascular, estão a obesidade, a anestesia com duração maior que 30 minutos, a anestesia geral e a imobilização.

Outras condições genéricas de risco aumentado para TVP são as seguintes: repouso prolongado no leito, insuficiência venosa periférica, insuficiência cardíaca congestiva, infarto agudo do miocárdio, acidente vascular cerebral, policitemia, traumatismo, cirurgias ortopédicas em membros inferiores, pélvicas, abdominais, vasculares, cirurgias prolongadas, diabetes, puerpério e infecções graves. A idade aumenta quantitativamente o risco: acima de 40 anos de idade o risco dobra por década de vida.

Os pacientes com obesidade mórbida são de alto risco para complicações com trombose venosa profunda no pós-operatório, principalmente em caso de procedimento prolongado.

A crescente prevalência da obesidade tem criado outra epidemia, a das cirurgias para tratamento da obesidade. Em decorrência desses crescentes números, deve-se aumentar também o foco para a prevenção da TVP, pois essa operação tem risco real de mortalidade, e isto continuará sob as melhores circunstâncias; portanto, a profilaxia para trombose deve ser administrada a todo paciente submetido a cirurgia, independente de sua idade.

A cirurgia videolaparoscópica é tida como de risco moderado para o tromboembolismo venoso, considerando-se a pressão de insuflação usada no pneumoperitônio e a posição de Trendelenburg invertida (céfalo-aclive), por reduzirem o retorno venoso em membros inferiores, conseqüentemente, a compressão da veia cava inferior e ilíacas, levando a estase venosa e maior risco de TVP. Pelas evidências constatadas e dados consistentes na literatura, as medidas profiláticas são cada vez mais discutidas e indicadas, juntamente com o aprimoramento de protocolos.

Há 150 anos Virchow descreveu a tríade de formação da TVP. O desafio real reside em prevenir a formação de trombos no sistema venoso profundo. Diante da complexidade dessa clientela, torna-se necessária a realização do exame ecodoppler colorido dos sistemas superficial e profundo dos membros inferiores no pré-operatório, com objetivo de investigar e identificar quadros de TVP prévia, orientando, assim, a equipe médica para uma profilaxia adequada, que dependerá da classificação dos pacientes em grupos de risco para DTEV.

É importante salientar que o diagnóstico clínico da TVP de membros inferiores não é confiável, uma vez que 50% dos pacientes não apresentam sinais e sintomas, e em 50% dos pacientes que apresentam sinais clínicos dessa doença, estes não são confirmados por exames de imagem.

Marchi e cols. (2005) classificaram os pacientes cirúrgicos em grupos de risco para DTEV, seguindo as recomendações do International Consensus Statement, publicado pelo *J Vasc Br* em setembro de 2002.

- **Alto risco**: cirurgia geral em pacientes com idade superior a 60 anos; cirurgia geral em pacientes com faixa etária entre 40 e 60 anos com fatores adicionais de risco; cirurgias de grande porte com história prévia de TVP, EP ou trombofilia; pacientes submetidos a cirurgia pélvica ou abdominal extensa com neoplasia maligna; grandes cirurgias ortopédicas e amputações; cirurgias maiores em pacientes com estado de hipercoagulabilidade; traumatismos múltiplos com fraturas de pelve, quadril ou membros inferiores.
- **Risco moderado**: para as cirurgias maiores (geral, urológica ou ginecológica) em pacientes de 40 a 60 anos, sem fatores de risco adicionais e cirurgias em pacientes com menos de 40 anos que fazem uso de estrógeno.
- **Baixo risco**: cirúrgico; cirurgias em pacientes com idade inferior a 40 anos, sem outros fatores de risco.

Os métodos de profilaxia, farmacológicos ou não-farmacológicos, devem ser individualizados e aplicados conforme o

Obesidade – Procedimentos Cirúrgicos e Fisioterapia

grau de risco para DTEV. Mesmo após alta hospitalar, deve ser mantida entre os que ainda apresentam algum risco de TVP.

A assistência fisioterapêutica, mediante sua essência básica, o movimento, participa das ações profiláticas físicas, mobilizando o paciente por meio da cinesioterapia passiva e/ou ativa, estimulando e realizando a deambulação ativa precocemente, indicando e orientando o uso de meias elásticas de compressão graduada, compressor pneumático intermitente (CPI), massoterapia, reeducação pneumofuncional e um correto posicionamento, durante o período de hospitalização, reforçando as orientações para a continuidade do tratamento na alta hospitalar.

Nas cirurgias bariátricas, o cuidado com a prevenção tromboembólica poderá ser iniciado no pré-operatório, ou assim que o paciente for admitido no centro cirúrgico. A rotina para esses pacientes consiste na utilização da terapia física com uso das meias elásticas de compressão graduada e sistema de compressão pneumática intermitente. Logo após o término da cirurgia, no centro de recuperação pós-anestésica (CRPA), inicia-se o atendimento fisioterapêutico, visando ao monitoramento dos parâmetros funcionais cardiorrespiratórios, cinesioterapia ativa e/ou ativa assistida em membros superiores e inferiores, sedestação e deambulação, exercícios respiratórios de expansão e um pocisionamento adequado.

A OBESIDADE, A EQUIPE MULTIDISCIPLINAR E O PROCESSO PERIOPERATÓRIO

A abordagem do paciente cirúrgico envolve a atuação de uma equipe multidisciplinar, e as complicações pulmonares e vasculares que podem ocorrer no pós-operatório são consideradas fatores de preocupação, principalmente nas cirurgias torácicas, abdominais e ortopédicas.

169

A incidência de complicações pós-operatórias de cirurgia abdominal alta (CAA) em pacientes não-obesos varia de 10% a 80%.

Para obesos mórbidos submetidos a CAA, considerando as limitações funcionais presentes nessa clientela, pode-se esperar maior risco de complicações pulmonares. Segundo Cartagena, as complicações respiratórias agudas pós-operatórias são duas vezes mais freqüentes nos obesos do que nos não-obesos.

Tem sido evidenciado que a manipulação da cavidade abdominal leva à diminuição dos volumes e das capacidades pulmonares, podendo resultar em complicações pulmonares, como hipoxemia e atelectasia. Talvez a melhor explicação seja a disfunção diafragmática, que teria origem na manipulação de vísceras abdominais, determinando a inibição reflexa do nervo frênico, com conseqüente paresia diafragmática que, associada ao pneumoperitônio, pode levar a atelectasias nas bases pulmonares, resultando em colapso da ventilação alveolar nas áreas dependentes do pulmão, com alteração na ventilação-perfusão e conseqüente hipoxemia. A adoção de rotinas multidisciplinares, baseadas em evidências, na condução perioperatória nas cirurgias abdominais é uma nova tendência que surge, as quais estão sedimentadas em conhecimentos científicos sólidos e podem melhorar a morbidade e diminuir o tempo de internação hospitalar. Essas medidas podem ser implantadas dentro da nossa realidade.

O foco na prevenção e resolução das complicações inerentes à obesidade e das co-morbidades prevalentes é papel de todos os profissionais que prestam assistência a essa população. A obesidade já é em si um fator de risco importante para o desencadeamento de complicações respiratórias e vasculares, mas essa incidência aumenta quando se somam outros fatores, como sedentarismo, idade, tabagismo, apnéia do sono, procedimento anestésico, manipulação cirúrgica, pneumoperitônio – componente obrigatório da técnica videolaparoscópica – tempo cirúrgico aumentado, permanência na posição supina durante o procedimento cirúrgico por mais de 30 minutos, dor e restrição ao leito, dentre outros.

A obesidade mórbida permanece largamente refratária à terapêutica dietética e medicamentosa. Nesses casos, após avaliação médica criteriosa, poderá ser indicada a cirurgia bariátrica para que obtenha a perda e a manutenção do controle ponderal por longo prazo, repercutindo na melhora ou cura das co-morbidades desencadeadas ou agravadas pelo excesso de peso, a exemplo da SAHOS, do diabetes do tipo II, da hipertensão arterial e das artropatias, dentre outras.

Em 1991, o Consenso Mundial sobre Tratamento da Obesidade, organizado pelo Instituto Nacional da Saúde dos EUA, concluiu que o tratamento cirúrgico é a opção mais eficaz para perda de peso de pacientes com IMC > 40kg/m² ou IMC ≥ 35kg/m², quando associado a co-morbidades, considerando a ineficácia dos tratamentos conservadores na perda e manutenção ponderal. Nos EUA, foram elaborados consensos sobre a gravidade da obesidade e os critérios de aplicação de seu tratamento cirúrgico, referendados pela Federação Internacional para Cirurgia da Obesidade (IFSO) e pela Sociedade Brasileira de Cirurgia Bariátrica (SBCB). Os parâmetros adotados incluem o grau de obesidade, a resistência a tratamentos clínicos, a presença de doenças associadas, o risco cirúrgico aceitável e a capacidade do paciente de compreender as implicações da cirurgia.

A cirurgia bariátrica, nome dado às intervenções realizadas no aparelho digestivo, que consiste em reduzir o reservatório gástrico e/ou a absorção intestinal, a depender da técnica de escolha, tornou-se a opção mais indicada para tratamento da obesidade refratária, tendo como objetivo a redução do peso e das co-morbidades e a melhoria da qualidade de vida.

Atualmente, três técnicas cirúrgicas são utilizadas: a disabsortiva, em que a anatomia e a função do trato gastrointestinal são alteradas para limitar a digestão e a absorção dos alimentos; a restritiva, que se caracteriza pela redução da capacidade gástrica; e a mista, ou combinada, que associa as duas técnicas citadas, conhecida também como Fobi-Capella.

Esta técnica consiste em confeccionar um novo reservatório gástrico, por meio da criação de uma bolsa gástrica proximal com um volume de 15 a 30mL, que será delimitado por grampos e reforçado por suturas. O estômago excluído ficará fora do trânsito alimentar. O jejuno é seccionado, e duas anastomoses são realizadas, uma gastrojejunostomia, ligando o jejuno distal à bolsa gástrica proximal, e a anastomose, em que o jejuno proximal da porção derivada é suturado ao jejuno distal. As modificações do *bypass* gástrico, propostas por Fobi e Capella, são hoje consideradas o padrão ouro da cirurgia bariátrica por conseguirem a perda de 40% do peso inicial, mantida a longo prazo, e por não produzirem alterações nutricionais e metabólicas importantes. Esse procedimento pode ser realizado por via laparoscópica ou mediante uma incisão abdominal (laparotomia).

Diversos estudos têm demonstrado a exeqüibilidade e os bons resultados da gastroplastia com bandagem e derivação gástrica em Y de Roux (técnica Fobi-Capella) no tratamento da obesidade mórbida. Esse procedimento é o mais executado nos EUA e no Brasil, onde foi introduzida por Garrido Jr., com ótimos resultados, tornando-se o procedimento de primeira escolha na maioria dos serviços.

Considerando que o excesso de peso corporal e as co-morbidades resultam na queda da qualidade de vida e na redução da expectativa de vida, Peeters e cols., encontraram, em obesos mórbidos da população branca, redução de 7 anos na duração da vida dos homens e de 5 anos das mulheres.

Diante da complexidade da obesidade com doença, a atuação de uma equipe multidisciplinar, comprometida e capacitada para o atendimento a essa população obesa, torna-se essencial para a efetividade nos resultados cirúrgicos. Nos tratamentos cirúrgicos, essa abordagem inicia-se na fase pré-operatória, em que a equipe participa no processo de investigação, preparação, resolução ou compensação dos distúrbios que possam causar insegurança ou levar ao insucesso nas fases seguintes.

Uma relação de confiança e segurança entre a equipe, o paciente e a família é essencial para a condução desse processo. O paciente deverá, inclusive, estar ciente dos possíveis riscos e complicações cirúrgicas e do seu compromisso em colaborar com as orientações da equipe no pós-operatório.

Compondo a equipe multidisciplinar, o profissional fisioterapeuta encontra na fisioterapia uma ciência da saúde que estuda, previne e trata os distúrbios cinético-funcionais. O fundamento de suas ações está em mecanismos terapêuticos próprios, sistematizados pelos estudos da biologia, das ciências morfológicas e fisiológicas, das patologias, da bioquímica, da biomecânica, da biofísica, da cinesia e da sinergia funcional de órgãos e de sistemas do corpo humano.

Na definição dessa profissão, torna-se claro o papel do fisioterapeuta no cuidado ao paciente, seja no tratamento clínico, seja no cirúrgico. A assistência fisioterapêutica é imprescindível no processo perioperatório, procurando, por meio da investigação, identificar, qualificar e quantificar as limitações funcionais, com objetivo de atuar na prevenção, no controle ou no tratamento das complicações das disfunções respiratórias e/ou vasculares apresentadas pelos indivíduos obesos que poderão trazer implicações no manejo cirúrgico.

ASSISTÊNCIA FISIOTERAPÊUTICA: ORIENTAÇÕES E CUIDADOS PERIOPERATÓRIOS

A avaliação funcional pré-operatória consiste na primeira etapa do processo de assistência, sendo de grande importância para o estabelecimento do vínculo terapeuta/paciente e o conhecimento das co-morbidades, das limitações funcionais e dos fatores de risco existentes. É importante estar atento às preocupações, aos sentimentos e às prioridades do paciente, esclarecendo seu papel e o objetivo de sua visita. O paciente deve ser submetido a um exame físico detalhado e minucioso, com atenção aos sinais e sintomas, levantamento da história clínica, com investigação das doenças respiratórias, ortopédicas e cardiovasculares, presença de tosse e secreção, inspeção torácica e abdominal, mensuração do volume minuto (VE), do volume corrente (VC) e da capacidade vital (CV), e medidas de força muscular respiratória (PImáx e PEmáx), além da análise dos exames complementares, como exames de imagem, prova de função pulmonar, polissonografia, teste ergométrico, eletrocardiograma, ecodoppler colorido do sistema vascular em membros inferiores, entre outros, e da mensuração dos marcadores funcionais.

Na fase hospitalar, o fisioterapeuta assume ações específicas e gerais, como avaliação, tratamento, orientação, monitoramento, educação e prevenção.

É importante a comunicação das equipes cirúrgica, de nutrição, psicólogas, enfermeiros, fisioterapeutas, clínicos e anestesistas, todos direcionando ações de prevenção às complicações inerentes ao perioperatório.

Freqüência respiratória

Deve ser medida com o paciente sentado confortavelmente. Freqüências respiratórias elevadas estão associadas a esforço, febre, hipoxemia, acidose metabólica, ansiedade e dor.

Padrão ventilatório

Consiste na identificação de ventilação superficial e esforço respiratório com observação da presença de tiragens. Estas ocorrem quando os músculos respiratórios contraem com força suficiente para causar uma grande queda da pressão intratorácica. Qualquer anormalidade respiratória que aumente o trabalho respiratório pode fazer com que os músculos acessórios da respiração se tornem ativos, mesmo em repouso.

Freqüência de pulso

Situações como medo, ansiedade, atividade física, pressão arterial baixa, anemia, febre, níveis reduzidos de oxigênio do sangue arterial e certos medicamentos são causas comuns de taquicardia. A bradicardia é menos comum, mas pode ocorrer com a hipotermia, como efeito colateral de medicamentos e com certas arritmias cardíacas.

Pressão arterial

A mensuração da pressão arterial é utilizada para identificar anormalidades. Quando os indivíduos saudáveis se sentam ou ficam em pé, a pressão varia um pouco. No entanto, nos pacientes hipovolêmicos, alterações posturais podem produzir queda abrupta da pressão arterial, denominada hipotensão postural, podendo levar a redução do fluxo sanguíneo cerebral e síncope.

Ausculta pulmonar

Esta é uma importante ferramenta diagnóstica. Deve ser sistemática, incluindo todos os lobos nas regiões torácicas anterior, lateral e posterior, comparando as bases, as laterais e os ápices pulmonares e detectando presenças de ruídos pulmonares anormais ou diminuídos.

Oximetria de pulso

Permite a estimativa dos níveis de saturação da oxiemoglobina no sangue arterial.

Considerando todo o conjunto de alterações já abordadas, principalmente as de natureza pulmonar, justifica-se a necessidade de avaliações periódicas, com o objetivo de monitorar as condições e limitações funcionais mecânicas do aparelho respiratório dos pacientes obesos. Desse modo, o fisioterapeuta define o diagnóstico funcional e seu nível de complexidade, planejando um programa de tratamento fisioterapêutico personalizado e seguro. O olhar do profissional deve ser global, enfocando a prevenção das complicações funcionais inerentes a essa população, com os seguintes objetivos:

- Monitorar os pacientes obesos portadores de SAHOS com indicações cirúrgicas, avaliando periodicamente as vias aéreas superiores. A utilização de medicação pré-anestésica poderá evoluir com quadro de depressão respiratória e dessaturação. A ação de agentes farmacológicos, como sedativos ou opióides, leva à diminuição do tônus da musculatura da faringe e também reduz a resposta à hipoxemia e à hipercapnia, aumentando o risco de obstrução das VAS.

O monitoramento deve continuar no centro de recuperação pós-anestésica, período de metabolização dos agentes anestésicos associada à analgesia. No pós-operatório, essas situações exigem intervenções rápidas da equipe, visando à manutenção da permeabilidade das VAS e da saturação de oxigênio. Após avaliação clínica e funcional, poderá estar indicado o uso da oxigenoterapia e/ou suporte ventilatório não-invasivo, como o uso de CPAP ou BiPAP.

- Atentar para a prevenção da rabdomiólise, síndrome resultante da destruição da musculatura esquelética, em geral diagnosticada a partir de achados laboratoriais, característicos de mionecrose. Trata-se de complicação grave, descrita na literatura médica. A obesidade é um importante fator de risco para o desencadeamento dessa doença e, a depender da extensão, da dificuldade do diagnóstico e do tratamento rápido, o paciente poderá evoluir com quadro de insuficiência renal e óbito.

- Os pacientes obesos necessitam atenção e cuidados especiais, iniciando com a preparação do apartamento e da sala cirúrgica. O mobiliário precisa atender as necessidades dessa clientela. Poltronas e cadeiras ergonômicas, que possibilitem manter o paciente sentado com a coluna vertebral alinhada, favorecem um melhor desempenho na mecânica ventilatória. A utilização de camas elétricas, para facilitar o manuseio do paciente, favorece a realização de graduações torácicas, sedestação e saída precoce do leito.

- Como meio de prevenção dessa grave complicação, é indicada a perda de peso para os pacientes superobesos, antes do procedimento cirúrgico. O uso de colchões apropriados, de espessura larga com suporte do tipo casca de ovo, evita a compressão muscular nas áreas de maior pressão (musculatura paravertebral, glútea, braços e coxas). São necessários: redução do tempo cirúrgico, suportes acolchoados para os membros superiores e inferiores, mudança de decúbito, quando possível, massagem nas áreas de maior pressão, retirada do leito e deambulação precoce.

- Na fase pré-operatória, os pacientes devem ser orientados a realizar os exercícios respiratórios, dando continuidade a eles no pós-operatório, com objetivo de incrementar o volume e a capacidade pulmonares e, conseqüentemente, melhorar a expansão pulmonar. A fisioterapia respiratória dispõe de uma variedade de técnicas direcionadas para este fim, a exemplo dos padrões ventilatórios, técnica pesquisada e comprovada pelo cinesiólogo argentino Alfredo Cuello, que não passa da aplicação pura e simples da fisiologia respiratória moderna:
  - **Padrão ventilatório com inspiração profunda (VP):** consiste na adoção de um regime de ventilação em que predomine a inspiração profunda não excessiva, sempre em nível do volume de reserva inspiratório. A inspiração é lenta e uniforme, por via nasal, e a expiração se dá por via oral, também de modo uniforme. Deve-se manter volumes

Obesidade – Procedimentos Cirúrgicos e Fisioterapia

constantes e eleger, de preferência, o padrão muscular diafragmático.

– **Padrão ventilatório com soluços inspiratórios (SI):** consiste na realização de uma inspiração subdividida em tempos curtos e sucessivos, sem apnéia pós-inspiratória, até completar a máxima capacidade inspiratória e a capacidade pulmonar total. A inspiração é nasal e a expiração, por via oral.

– **Padrão ventilatório com expiração abreviada (EA):** consiste na realização de ciclos intermitentes de inspiração profunda, intercalados com pequenas expirações. A inspiração é suave e realizada pelo nariz, e a expiração, oral. A relação inspiração/expiração é igual a 3:1. Esse padrão ventilatório é eminentemente reexpansivo, sendo possível incrementar o volume de reserva inspiratório, a capacidade residual funcional e a capacidade pulmonar total.

– **Padrão ventilatório com inspiração em tempos ou fracionada (IT):** consiste na realização de uma inspiração suave pelo nariz, fazendo uma pequena apnéia pós-inspiratória, repetindo esse ciclo por três, quatro ou seis vezes, e expirando suavemente por via oral. Esse padrão ventilatório é extremamente indicado para melhorar a complacência toracopulmonar e para o incremento da capacidade inspiratória, podendo ser realizado associado a movimentos com os membros superiores.

– **Espirometria de incentivo com inspiração máxima sustentada (SMI):** consiste na utilização de aparelhos mecânicos por meio dos quais a inspiração é feita no incentivador por via oral, profunda e ativa, mantendo os lábios selados em torno da peça bucal, tendo o retorno visual do descolamento das esferas através do fluxo gerado (cc), sendo estimulado a sustentar sua inspiração (s). É importante adotar o padrão diafragmático para melhor efetividade da técnica. A expiração se dá por via oral até o nível de repouso expiratório. O volume mínimo de ar inalado através do

178

inspirômetro incentivador é o produto do fluxo vezes o tempo. Ele serve para motivar o paciente a realizar uma inspiração voluntária máxima, fornecendo uma informação retroativa (*feedback*), e tem por objetivo a reexpansão pulmonar.

- Investigar a tosse, sua efetividade e a presença de secreção em vias aéreas. Características importantes a serem identificadas incluem se ela é seca ou úmida, produtiva ou não-produtiva, aguda ou crônica. Quanto à presença de secreção, devem ser avaliadas sua cor, consistência, odor e quantidade produzida diariamente. Um adulto normal produz e elimina diariamente cerca de 100mL de secreção traqueobrônquica. A tosse e suas variantes (como recursos fisioterapêuticos) são utilizadas há muito tempo para ajudar a limpeza e a remoção das secreções brônquicas e para diminuir a obstrução ao fluxo aéreo. Dentre as técnicas utilizadas, encontram-se a estimulação de tosse, o *huff*, ou técnica da expiração forçada (**TEF**), e a técnica de aceleração do fluxo aéreo (**AFE**).

- Orientar o paciente para interromper o consumo tabágico no pré-operatório, no mínimo 30 dias antes do procedimento cirúrgico, como medida de prevenção de complicações pulmonares e vasculares. O fumo resulta em alterações estruturais e funcionais que aumentam o trabalho da respiração, assim como reduz a eficiência desse trabalho pelo mecanismo de irritação das vias aéreas, afetando negativamente a atividade de limpeza mucociliar.

- Realizar, quando indicado, a terapia de expansão com aplicação de pressão positiva das vias aéreas, com o objetivo de aumentar o gradiente de pressão transpulmonar e melhorar a expansão dos pulmões pelo aumento da capacidade residual funcional. Atualmente existem três abordagens: pressão expiratória positiva (PEP), pressão positiva expiratória (EPAP) e a pressão positiva contínua das vias aéreas (CPAP). Enquanto a PEP e a EPAP criam somente uma pressão positiva expiratória, a CPAP mantém uma pressão positiva nas

Obesidade – Procedimentos Cirúrgicos e Fisioterapia

fases da inspiração e expiração, durante a respiração espontânea.

As técnicas de pressão positiva devem ser indicadas e realizadas no pós-operatório das cirurgias bariátricas, após conhecimento e liberação da equipe cirúrgica. A terapia com CPAP foi introduzida, inicialmente como tratamento da SAHOS, em 1981. Atualmente, ela se tornou uma terapia clínica de primeira linha para a SAHOS, com múltiplos estudos documentando sua eficácia na diminuição das morbimortalidades associadas. O nível de CPAP prescrito é a pressão mais baixa na qual os episódios apnéicos são reduzidos. Huerta e cols. desenvolveram um estudo prospectivo com 1.067 pacientes após cirurgia bariátrica de Fobi-Capella, 420 dos quais pacientes apresentavam SAHOS e 159 eram dependentes de CPAP. O estudo não revelou correlação do uso de CPAP com complicações pulmonares e deiscência de anastomose.

• Com o objetivo de prevenir as doenças vasculares, o paciente deve ser estimulado e orientado a deambular precocemente. O interesse pela reabilitação nas doenças vasculares surgiu na década de 1920, com os trabalhos de Buerger e Brown. A imobilização e/ou restrição por 5 dias ou mais é um fator de risco para a doença tromboembólica venosa. Durante a atividade física, a propulsão do sangue na direção ascendente reduz a pressão venosa distal. Os estudos evidenciaram que, durante o ortostatismo, quando o indivíduo está parado, a pressão exercida pelo sangue venoso é de aproximadamente 100mmHg e, após a contração da panturrilha, durante a deambulação, essa pressão cai para 30mmHg. A atividade fibrinolítica aumenta mediante estimulação das bombas periféricas (panturrilha e coxa), assim como a ventilação pulmonar apresenta-se melhor pelo estímulo da bomba diafragmática, favorecendo a relação ventilação/perfusão (V/Q). Deve-se respeitar a tolerância do indivíduo, principalmente com sintomas de fadiga, dor, dispnéia, taquicardia e tontura, sendo estes sinais clássicos de embolia pulmonar.

180

Obesidade – Procedimentos Cirúrgicos e Fisioterapia

- Está bem estabelecido que o exercício físico regular tem efeitos favoráveis sobre as co-morbidades da obesidade, particularmente naquelas relacionadas às doenças cardiovasculares e ao diabetes melito. Indivíduos com sobrepeso ou obesos que se mantêm ativos apresentam menores níveis de mortalidade, quando comparados aos indivíduos com sobrepeso ou obesos que não se exercitam. O exercício aumenta o metabolismo basal, e a oxidação de lipídios e glicose aumenta a sensibilidade à insulina, favorecendo o tratamento da síndrome metabólica, muitas vezes associada à obesidade. Portanto, dieta hipocalórica, com baixo teor de gorduras, associada ao exercício físico regular constitui a base do tratamento não-farmacológico para o controle das co-morbidades associadas à obesidade. É importante salientar que a atividade física deve ser adaptada, respeitando-se as limitações funcionais de cada indivíduo, seguida de preparação física e psíquica. Inicia-se com atividades mais leves e de aquecimento, obtendo um estado ideal para a realização dos exercícios, o que previne lesões e fadiga. A programação da cinesioterapia deverá ser executada de maneira progressiva, com constante avaliação da resposta circulatória do membro submetido ao esforço. Embora os exercícios ativos em membros superiores e inferiores sejam mais eficazes, alguns pacientes não conseguem executá-los; nesses casos, inicia-se com a cinesioterapia com exercícios passivos.

- Deve-se promover posicionamento adequado no leito, corrigindo posturas indesejadas. É comum a associação da obesidade com alterações osteoarticulares em decorrência de excesso de massa corporal, diminuição da estabilidade e aumento das necessidades mecânicas para estabilidade corporal. Cada indivíduo apresenta características únicas de postura que são influenciadas por vários fatores, como vícios posturais e excesso de peso.

  A presença de abdome protruso no obeso determina o deslocamento anterior do centro de gravidade, com aumento da lordose lombar e inclinação anterior da pelve.

Obesidade – Procedimentos Cirúrgicos e Fisioterapia

- Avaliar e auxiliar o controle da dor muscular, freqüentemente referida nas regiões cervical e lombossacra. Após investigação funcional, o profissional fisioterapeuta poderá indicar a terapia com os equipamentos de neuroestimulador elétrico transcutâneo (TENS), termoterapia, crioterapia, manipulação muscular e massoterapia.

- Indicar e monitorar o posicionamento adequado de meias elásticas de compressão graduada. Esse procedimento é usado freqüentemente na Europa e nos EUA para pacientes internados com mais de 40 anos e com indicação cirúrgica com mais de 60 minutos de duração. A análise dos dados do estudo Cochrane, no qual foram avaliados 16 ensaios clínicos randomizados, confirmou que a meia antitrombótica é efetiva na diminuição do risco de TVP em pacientes hospitalizados. E os dados examinados sugerem que o uso de meias associado a outro método é mais efetivo que o uso da meia isoladamente.

O uso de meias elásticas de compressão graduada, com seus diferentes níveis de pressão clinicamente comprovada – 18-14-10-8mmHg –, evita, durante a anestesia, o excesso do relaxamento muscular e, conseqüentemente, a excessiva dilatação venosa, incrementando o fluxo sanguíneo em 38%, o que evita lesões no endotélio. Entre os pacientes de baixo risco, o uso das meias elásticas de compressão graduada reduz a freqüência da TVP em mais de 50%, em comparação àqueles sem profilaxia.

O sistema de compressão seqüencial (SCS) é um sistema intermitente de profilaxia não-invasivo que, em conjunto com as meias elásticas de compressão graduada e a terapia farmacológica, reduz o risco de TVP e EP. O controle pneumático impõe impulsos de ar comprimido que, seqüencialmente, enche as múltiplas câmaras de perneiras, começando pelos tornozelos, os joelhos e as coxas, oferecendo um gradiente de pressão de 35-30-20mmHg, movendo assim um alto volume de sangue. Quando esses dispositivos são utilizados em

Obesidade – Procedimentos Cirúrgicos e Fisioterapia

todo o membro inferior, ocorre aumento de 240% na velocidade de fluxo na veia femoral. Quando usados apenas nos tornozelos, a velocidade de fluxo na veia femoral aumenta em 180%, evitando a estase venosa e a formação de trombos acumuladas nas veias cúspides. Há evidências de que esta modalidade de profilaxia aumente a atividade fibrinolítica endógena. Devido ao aumento do fluxo das veias femoral, poplítea e tibial posterior, a bomba de retorno venoso diminui o risco de fenômenos tromboembólicos. Esta ação assemelha-se à marcha humana, tendo como finalidade evitar a estase venosa.

CAPÍTULO

14

Considerações Finais

Lília Doria • *Jandrice Carrasco* • *Kátia Topázio*

A assistência de enfermagem cirúrgica avança à medida que existe uma qualidade acadêmica agregada a especialização ou residência nessa área. A atualização é relevante devido a área cirúrgica estar em avanço tecnológico constante, onde equipamentos e instrumentais são criados para proporcionar um ato cirúrgico e uma recuperação mais rápida e segura, evitando complicações e qualificando a assistência.

O enfermeiro que presta atendimento ao paciente obeso cirúrgico deve atentar para essas evoluções e enxergar nesse paciente uma especialidade de assistência, pois todo o seu processo é diferenciado. O diagnóstico de enfermagem deve ser preciso para que a assistência seja individualizada para que a sistematização da assistência seja aplicada de modo a contribuir para uma recuperação em menor tempo e com maior qualidade.

Considerações Finais

Este livro auxiliará os profissionais de enfermagem e toda a equipe multidisciplinar a lidar com o paciente obeso, que são especiais e merecem uma assistência diferenciada. Aos graduandos de enfermagem, esperamos ajudar a ampliar a visão da atuação da enfermagem, cada vez mais especializada, e que eles conquistem, em sua formação, maior capacidade de percepção e autocrítica nas suas ações.

Bibliografias Consultadas

Adami GF, Papadia F, Carlini F, Murelli F, Scopinaro N. Effect of billiopancreatic diverson on hypertension in severely obese patients. *Hypertens Res* 2005; *28*(2).

Alexander M, Margaret H, Rothocks JC. *Cuidados de enfermagem ao paciente cirúrgico.* Rio de Janeiro: Guanabara Koogan, 10 ed., 1997.

Amaragiri SV, Lees TA. Elastic compression stockings for prevention of deep vein thrombosis (Cochrane Review). *In:* The Cochrane Library, Issue 2, 2003. Oxford.

American Academy of Sleep Medicine. Sleep-related breathing disorders in adults: recommendations for syndrome definition and measurement techniques in clinical research-AASM Task Force. *Sleep* 1999; *22*(5):667-89.

American College of Surgeons. *Recommendations for facilities performing bariatric surgery.* Chicago, 2000.

American Society for Bariatric Surgery (ASBS). *Guidelines for laparoscopic and conventional surgery treatment of morbid obesity.* May, 2000.

American Society for Bariatric Surgery. *Allied health essenteals for surgical support.* Las Vegas, Nevada, june-2002.

Andrade ALC. *Intervenção fisioterapêutica no pós-operatório imediato de cirurgia bariátrica.* Salvador-BA, 2005.

Auler Jr. JOC, Gianini G, Saragiotto F. Desafios no manuseio perioperatório de pacientes obesos mórbidos: como prevenir complicações. *Revista Bras Anestesiol* 2003; *53*(2):227-36.

Azeredo CAC. *Fisioterapia respiratória atual.* Rio de Janeiro: Ed. EDUSUAM.

Azeredo CAC. *Fisioterapia respiratória no hospital geral.* 1 ed., São Paulo: Manole, 2000.

Azeredo CAC. Ventilação mecânica invasiva e não-invasiva. 1 ed. Rio de Janeiro: Revinter, 1994.

Bagatini TSA *et al.* Anestesia para cirurgia bariátrica. Avaliação retrospectiva e revisão da literatura. *Revista Bras Anestesiol* 2006; *53*(3).

Bibliografias Consultadas

Bajardi G, Ricevuto G, Mastrandrea G. Le tromboembolismo venose post-chirurgiche in chirurgia bariatrica. Università degli Studi di Palermo. *Minerva Chirurgia* 1993; *48*(10).

Barreto SSM, Faccin CS, Silva, PM, Centero LP, Gazzana MB. Estratificação de risco e profilaxia para tromboembolia venosa em pacientes internados em hospital geral universitário. *J Pneumol* 1998; *24*(5).

Baruzzi ACA *et al.* Trombose venosa profunda – Profilaxia. *Arq Bras Cardiol* 1996; *67*(3).

Benevides ML, Júnior RJN. Rabdomiólise por síndrome compartimental glútea após cirurgia bariátrica. Relato de caso. *Revista Bras Anestesiol* 2006; *56*(4).

Bittencourt LRA, Silva RS, Conway SG. *Laboratório do sono.* Editado por Associação Fundo de Incentivo à Psicofarmacologia, 2005.

Boan L *et al.* Avaliação da escala de Epworth em pacientes com a síndrome da apnéia e hipopnéia do sono. *Revista Bras Otorrinolaringol* 2004; *70*(6).

Bogossian L. *Manual prático de pré e pós-operatório.* Rio de Janeiro: Medsi, 1987.

Bork AMT. *Enfermagem baseada em evidências.* Organizado por Vanda de Fátima Minatel. Rio de Janeiro: Guanabara Koogan, 2005.

Brasileiro AL, Moura LK, Santos PCM. Prevenção da trombose venosa profunda no tratamento cirúrgico da obesidade mórbida. *In:* Pitta GBB, Castro AA, Burihan E (eds). *Angiologia e cirurgia vascular: guia ilustrado.* Maceió: UNCISAL/ECMAL&LAVA, 2003.

Brolin R. Complications of surgery for severe obesity. *In:* Suger MH, Sopper N (eds.). *Problems in general surgery.* Philadelphia, 2000.

Brunner, Suddarth. *Tratado de enfermagem médico-cirúrgica.* 9 ed., Rio de Janeiro: Guanabara Koogan, 2002.

Bruschini S, Nery CCS. Aspectos ortopédicos da obesidade na infância e adolecência. *In:* Fisiber M (ed.) *Obesidade na infância e adolescência.* São Paulo: Fundação BYK, 1995: 105-25.

Buchwald H *et al.* A sistematic review and meta-analysis. *JAMA* 2004; *292*:1724-37.

Byrne T. Complications of surgery for obesity. *Surg Clin North Am* 2000, *81*:1181-93.

Caiafa JS. Programa de profilaxia do tromboembolismo venoso do Hospital Naval Marcílio Dias: um modelo de educação continuada. *J Vasc Bras* 2002; *1*(2):103-12.

Bibliografias Consultadas

Carpenito LJ. *Manual de diagnóstico de enfermagem.* 10 ed., Artmed, 2005.

Cartagena R. Preoperative evaluation of patients with obesity and obstrutive sleep apnea. *Anesthiol Clin Nort Am* 2005; *3*:463-78.

Ceneviva R, Silva GA, Viegas MM, Sakarankutty AK, Chueire FB. Cirurgia bariátrica e apnéia do sono. *Medicina*, Ribeirão Preto, 2006; *39*(2):235-45.

Chiavegato LD, Jardim JR, Faresin SM, Juliano Y. Alterações funcionais respiratórias na colecistectomia por via laparoscópica. *J Pneumol* 2000; *26*(2).

Chiavenato I. Introdução a teoria geral da administração. Rio de Janeiro: Elsevier, 2003.

Comissão de Circulação Pulmonar da Sociedade Brasileira de Pneumologia e Tisiologia. Recomendações para a prevenção do tromboembolismo venoso. *J Pneumol* 2000; *26*(3). Disponível em http://www.sielo.br/scielo.php?script=sci 26/08/05.

Conselho Federal de Fisioterapia e Terapia Ocupacional (COFFITO). Disponível em http//www.coffito.org.br

II Consenso Brasileiro sobre Doença Pulmonar Obstrutiva Crônica. *J Pneumol* 2004; (Supl 5):1-5.

Conte AL. *Qualidade de vida no trabalho. Revista FAE Business*, 2003; 7.

Costa AF, Martins ASS, Campos JK, Silva OC, Aragão TA. Assistência fisioterapêutica no pós-operatório de cirurgia bariátrica: Panorama em Salvador.

Covey SR. *O 8º hábito – Da eficácia à grandeza.* São Paulo: Elsevier, 2005.

Cuello AF. *Kinesiologia Neumo Cardiologia.* Buenos Aires: Ed Silka, 1980.

Dalben LW. *Revista Paulista de Enfermagem*, 1993; 12(2).

Dirceu SLM, Lorenzo V. Avaliação da força muscular respiratória e amplitudes torácicas e abdominais após a reeducação funcional respiratória em indivíduos obesos. *Revista Latina de Enfermagem* 2003; *11*:156-60.

Diretriz de Reabilitação Cardíaca. *Arq Bras de Cardiol* 2005; *84*(5).

Drucker, PF. *Desafios gerenciais para o século XXI.* São Paulo: Editora Pioneira, 1999.

Egan DFMD. Fundamentos da terapia respiratória de Egan. 7 ed., São Paulo: Manole, 2000.

Eichenberger AS *et al.* Morbid obesity and postoperative pulmonary atelectasias: an underestimated problem. *Anaesthesia Analgesic* 2002; *95*:1788-92.

Engel S *et al.* Impact of weight loss and regain on quality of life: mirror image or differential effect? *Obesity Research*, New Jersey, 2003; *11*(19):1207-03.

Engelhorn ALV *et al.* Profilaxia da trombose venosa profunda – Estudo epidemiológico em um hospital-escola. *J Vasc Bras*, 2002; *1*(2):97-102.

Esteban BM, Murillo AZ. Cirurgia bariátrica: situación actual. *Ver Méd Univ Navarra* 2004; *48*(2).

Ferraz. AB *et al. Conduta em cirurgia geral.* Rio de Janeiro: Medsi, 2003.

Figueiredo MAM, Filho AD, Cabral ALS. Avaliação do efeito da meia elástica na hemodinâmica venosa dos membros inferiores de paciente com insuficiência venosa crônica. *J Vasc Br* 2004; *3*(3):231-7.

Filho GL. Apnéia obstrutiva do sono, obesidade e doenças cardiovasculares. Instituto do Coração do Hospital das Clínicas – FMUSP [SciELO].

Filho GL. Como deve ser tratado um paciente com obesidade mórbida e apnéia do sono? *Revista Assoc Med Bras* 2001; *47*(3).

Fontes FH. Obesidade e sono disponível: www.hportugues.com.br/saude/fique/ploneart. 2005-04-20

Fortes JI. *Enfermagem em emergência.* EPU, São Paulo. 1986.

Franco RM, Simezo V, Bortoleti RR *et al. J Vasc Bras* 2006; *5*(2).

Gami AS, Caples SM, Somers VK. Obesity and obstrutive sleep apnea. *Endocrinol Metab Clin* 2003; *32*:869-94.

Garrido A *et al.* Open and laparoscopic Roux-in-Y gastric bypass: results, weight lons and complications. Experience with 1.00 pacients. *Obes Surg,* 2000; *10.*

Garrido Jr., AB. Situações especiais: tratamento da obesidade mórbida. São Paulo: Lemos Editorial, 1998.

Garrido Jr., AB. *Cirurgia da obesidade.* São Paulo: Atheneu, 2002.

George JB. *Teorias de enfermagem.* Porto Alegre: Artes Médicas, 1993.

Gil AC. *Como elaborar projeto de pesquisa.* 13 ed., São Paulo: Atlas, 1991.

Gillett SMG. Caring for patients with morbid obesity in hospital. *Brit J Nursing* 1998; *7*(13).

Goodman DL, Patel MM. Critical care of the obese and bariatric surgical patients. *Critical Care Clinical* 2003; *19*:11-32.

Bibliografias Consultadas

Green SM, Gillett A. Caring for patients with morbid obesity in hospital. *Brit J Nursing* 1998; 7(13).

Grilo CM, Masheb RM, Brody M *et al.* Binge eating and self-esteem predict body image dissatisfaction among obese men and women seeking bariatric surgery. *Int J Eat Disord* 2005; 37:4.

Guedes *et al.* O trabalho no centro cirúrgico: representações sociais de enfermeiros. *Revista Nursing* – junho, 2001.

Harney S. The surgical clinics of North America. *Obes Surg* october, 2001.

Hora JAB *et al.* Artigo de revisão – Operação de Fobi-Capella por via laparoscópica: o que sabemos realmente? *Revista Bras Videocirur* 2005; 3(1):26-31.

Huerta S *et al.* Safety and efficacy of postoperative continuous positive airway pressure to prevent pulmonary complications after roux-en-y gastric bypass. *J Gastrointest Surg* 2002; 6:354-8.

Instituto Brasileiro de Geografia e Estatística. Análise de disponibilidade domiciliar de alimentos e do estado nutricional no Brasil 2002-2003. Rio de Janeiro: IBGE, 2004.

International Federation for the Surgery of Obesity. Statement on morbid obesity and its treatment. *Obes Surg* 1997; 7:40-1.

International Federation for the Surgery of Obesity. The Cancun IFSO statement on bariatric surgeon qualifications. *Obes Surg* 1998 8:36.

Kessler R *et al.* The obesity hipoventilation syndrome revisited. *Chest* 2001; 120:369-79.

Khurana RN, Baudendistel TE, Morgan EF *et al.* Postoperative rhabdomyolysis following laparoscopic gastric bypass in the morbily obese. *Arch Surg* 2004; 139:73-6.

Koenig SM. Pulmonary complications of obesity. *Am J Med Sci* 2001; 321(4):249-79.

Kolotkin R *et al.* Quality of life and obesity. *Obesity Reviews* 2001; 2:219-29.

Kral JG. The surgical clinics of North America obesity: morbidity of severe obesity. *Obes Surg,* october, 2001.

Leopardi MT *et al. Processo de trabalho em saúde – organização e subjetividade.* Florianópolis: Lapa Livros, 1999.

Loadsman JA, Hillman DR. Anaesthesia and sleep apnea. *Br J Anaesth* 2001; 86:254-66.

Bibliografias Consultadas

Luncã S, Pertea M, Bouras G, Dumitru L, Hatjissalatas S. Morbid obesity: a surgical perspective. *Romanian Journal of Gastroenterology* 2005; *14*(02).

Maciel R, Barreto SM. Artigo de revisão – tromboprofilaxia na colecistectomia videolaparoscópica. *J Pneumol* 2004; *30*(5):480-4.

Maffei FHA, Lastória S *et al. Doenças vasculares periféricas.* Vol.2. 3 ed., Rio de Janeiro: Medsi, 2002:1499-519.

Mancini MC. Obstáculos diagnósticos e desafios terapêuticos no paciente obeso. *Arq Bras Endrocrinol Metabol,* dic. 2001; *45*(6):584-608. www.scielo.br. Acesso em 7 de outubro de 2006.

Mancini MC, Aloe F. Obesidade, apnéia obstrutiva do sono e distúrbios respiratórios. *In:* Halpern A, Matos AFG, Suplicy HL, Mancini MC, Zanella MT. *Obesidade.* São Paulo: Lemos Editorial, 1998: 153-70.

Mancini MC, Aloe F, Tavares S. Apnéia do sono em obesos. *Arq Bras Endocrinol Metab* 2000; *44*(1).

Mancini MC, Aloe F, Tavares S. Apnéia do sono em obesos. *Arq Bras Endocrinol Metab* [periódico na Internet]. 2000 Fev [citado 2006 Set 30];*44*(1):81-90. disponível em: http://www.scielo.br/scielo.

Mancini MC, Carra MK. Dificuldade diagnóstica em pacientes obesos. *Revista Abeso,* São Paulo, 2000; *4*:1-5. Disponível em: http://www.abeso.org.br/revista/revista4/diag_parte2.htm. Acesso em 20 de setembro de 2006.

Manthey M. *A prática do Primary Nursing/.* Halliday Lithograph Corporation, 1980.

Marcelino AA, Peniche A CG. Complicações no período pós-operatório de cirurgia videolaparoscópica. *Revista Paul Enf* 2002; *21*(3):280-6.

Marcelino AA, Peniche ACG. Complicações no período pós-operatório de cirurgia videolaparoscópica. *Revista Paul Enf* 2002; *21*(3).

Marchi C, Schlup IS, Lima CA. Avaliação da profilaxia da trombose venosa profunda em um hospital geral. *J Vasc Bras* 2005; *4*(2):171-5.

Marx L. *Manual de gerenciamento de enfermagem.* São Paulo: Rufo Editores e Associados, 1998.

Mattos JG. Custos de produção (história, teoria e conceitos); site www.gea.org.br. Acesso em 6 de outubro de 2005.

Mello NA. Grandes síndromes venosas. *In: Angiologia.* Rio de Janeiro: Guanabara Koogan, 1998: 257-9.

Bibliografias Consultadas

Meneghelli UG. Elementos para o diagnóstico do abdômen agudo. Simpósio: urgências e emergências digestivas. *Medicina*, Ribeirão Preto, abr/dez 2003; C IV.

Miller O. *Laboratório para o clínico.* São Paulo: Editora Atheneu, 1985.

Ministério da Saúde. Tratamento cirúrgico da obesidade mórbida. Gastroplastia – SIH/SUS. Portaria nº. 628. www.spdata.com.br/port/P628.html. Acessado em 12 de dezembro de 2003.

Ministério de Estado da Saúde, no uso de suas atribuições legais, Portaria nº 628 de 26 de abril de 2001.

Monteiro JBO, Baqueiro KMM. Fisioterapia na profilaxia da trombose venosa profunda em pacientes hospitalizados. Salvador, 2004.

Moreira MC, Souza SR. *Procedimentos e protocolos.* Rio de Janeiro: Guanabara Koogan, 2005.

Moura SMT. Doenças relacionadas ao sono, 2004. Disponível em: URL: htpp://www.pneumoatual.com.br

National Institutes of Health Consensus Development Conference Statement. Gastrointestinal surgery for severe obesity. *Am J Clin Nutr* 1992; *55*:615-9.

National Institutes of Health Consensus Development Conference. *Ann Surg* 1979; *189*: 455-7.

National Institutes of Health Consensus Development Conference. *Ann Intern Med* 1985; *103*:147-51.

Navarro L. O melhor profissional para se contratar – habilidades imprescindíveis. Carreira & Sucesso Newsletter. *Jornal Carreira & Sucesso* – 271.

Nogueira LCL. *Gerenciando pela qualidade total na saúde.* Belo Horizonte, MG: Editora de Desenvolvimento Gerencial, 2003.

O'Keeff T, Patterson EJ. Evidence supporting routine polysomnografy before bariatric surgery. *Obes Surg* 2004; *14*:23-6.

Oliveira CRD. Anestesia para cirurgia videolaparoscópica. Artigo de revisão. *Revista Bras de Videocirur* 2005; *3*(1):32-42.

OMS. Informe sobre la salud em el mundo 2002: reducir os riesgos y promover uma vida sana. Genebra: Organizacion Mundial de la Salud, 2002.

Overend TJ *et al.* The effect of incentive spiretryon postoperative pulmonary complications. Chest 2001; *120*:971-8.

Bibliografias Consultadas

Paisani DM, Chiavegato LD, Faresin SM. Volumes, capacidades e força muscular respiratória no pós-operatório de gastroplastia. *J Bras Pneumol* 2005; *31*(2):125-32.

Paschoal L. *Sistema de assistência de enfermagem perioperatória.* São Paulo, 2001.

Peppard PE *et al.* Longitudinal study of moderate weight change and sleep-disordered breathing. *JAMA* 2002; *284*:3015-21.

Pires MTB, Starling SV. *Manual de urgências em pronto socorro.* São Paulo: Medsi, 2002.

Portugal CS. Repercussões do suporte ventilatório não-invasivo em pacientes portadores da síndrome da apnéia obstrutiva do sono submetidos a cirurgia bariátrica. Cachoeira-BA, 2003.

Possari JF. *Assistência de Enfermagem na recuperação pós-anestésica (RPA).* 1 ed., Iatria, 2003.

Pryor JA, Webber BA. Fisioterapia para problemas respiratórios e cardíacos. 2 ed., Rio de Janeiro: Guanabara Koogan, 2002.

Rationale for the surgical treatment of morbid obesity. American Society of Bariatric Surgery (ASBS), 2001. Disponível em: http://www.asbs.com.

Saad AB, Zambom L. Variáveis clínicas de risco pré-operatório *Revista Ass Med Brasil* 2001; *47*(2):117-24.

Savassi-Rocha *et al. Tópicos em gastroenterologia: obesidade e urgências gastroenterológicas.* Rio de Janeiro: Medsi, 2003.

Silva GA. Síndrome obesidade-hipoventilação alveolar. *Medicina,* Ribeirão Preto, 2006; *39*(2):195-204.

Soares JLF, Pasqualotto A, Rosa D, Leite VR. *Métodos diagnósticos: consulta rápida.* São Paulo: Editora Artmed, 2002.

SOBECC – Sociedade Brasileira de Enfermagem de Centro Cirúrgico. *Recuperação pós-anestésica e centro de material e esterilização.* 2 ed., São Paulo, 2003.

SOBECC. *Práticas recomendadas.* 1 ed., São Paulo, 2001.

SOBECC. *Práticas recomendadas.* 2 ed., São Paulo, 2002.

Sowsan Rashcid *et al.* Gastric bypass is an effective treatment for obstructive sleep apnea in patients with clinically significant obesity. *Obesity Surgery 13*:58-61.

Steinbrook R. Surgery for severe obesity. *N Engl Med* 2004; *350*:1075-9.

Summary of the NIH Consensus Gastrointestinal Surgery for Severe Obedity. NIH Consensus Development Conference. March, 1991.

Bibliografias Consultadas

Tavares F. Pesados custos. *Revista Isto É Dinheiro,* site www.salutis.com. br. Acesso em 6 de outubro de 2005.

Thirlby RC, Randall JA. Genetic "Obesity Risk Index" for patients with morbid obesity. *Obes Surg* 2002; *12*:25-9.

Tozzi FL *et al. Manual de cirurgia do hospital universitário – USP.* 1 ed., São Paulo: Editora Atheneu, 2002.

Way LW, Doherty GM. *Cirurgia – Diagnóstico e tratamento.* 11 ed., Rio de Janeiro: Guanabara Koogan, 2004.

Weber B, Demeneghi LS. *Assistência integral: o paciente como núcleo e a equipe como célula.* Hospital Moinhos de Porto Alegre.

Weitzenblum E *et al.* Daytime hypoventilation in obstructive sleep apnea syndrome. *Sleep Med Rev* 1999; *3*:79-93.

Yamarchi N *et al.* Conceitos básicos para um gerenciamento de enfermagem baseado na filosofia da qualidade total. *Revista Brasileira de Enfermagem* (Brasília) 1994; *47*(1):50-56.

Zargar AH, Masoodi SR, Laway BA *et al.* Prevalence of obesity in adults – an epidemiological study from Kashmir Valley of Indian Subcontinent. *JAPI* 2000; *48*(12):1170-4.

Zucchi RM, Elito Jr. J, Zucchi F *et al.* Ectopic pregnancy after use of hormonal emergency contraception: a case report. *Rev Bras Ginecol Obstet* 2004; *26*(9):741-3.

Índice Remissivo

A

Abdome agudo, 74
- cirurgias de urgência
  de, diagnóstico de
  enfermagem, 82
Ácido úrico, 141
Acidose metabólica, 44
Acolhimento e atenção, 129
Agressão cirúrgica, 44
Alanina
  aminotransferase, 141
Alcalose respiratória, 44
Amilase, 140
Aminoácidos, elevação
  de, 45
Andróide, 2
Aneurisma da aorta, 80
- abdominal, 81
- torácica, 81
Ansiedade, 48
- relacionada ao controle do
  diabetes, 11
Aorta
- aneurisma da, 80
- dissecante, 81
Apendicectomia, 77
Apnéia do sono, 17

- central, 18
- diagnóstico de
  enfermagem, 19
- intervenção, 19
- mista, 18
- obstrutiva, 18
Arritmias, 48, 54
Artrite degenerativa, 21
Artropatia(s), 21
- degenerativas, 21
- diagnóstico de
  enfermagem, 21
- mobilidade física
  prejudicada, 21
Artrose, 21
Aspartato aminotransferase,
  140
Assistência
- fisioterapêutica: orientações
  e cuidados perioperatórios,
  173
- gerenciamento da, *versus*
  sistemas de
  atendimento, 131
- integral, 128
- - premissas básicas, 128
Ausculta pulmonar, 175

Índice Remissivo

B
Baixa auto-estima crônica, 60
Balão intragástrico, 96
Bandagens, 40
Bioquímica, 140
Boxe, apoio para, 115

C
Cálcio, 141
Cama para obeso, 112
Capnografia, 35
Catabolismo protéico, 45
Central de controle de
telecomando de voz, 119
Cetoacidose diabética, 10
Choque, 48, 54
- cardiogênico, 86
- distributivo, 87
- hipovolêmico, 86
- periférico, 87
- sinais de, 86
- tipos de, 86
Cicatrização
- fases, 61
- fatores de risco que
afetam a, 61
- inflamatória, 61
- mecanismos de, 63
- por primeira intenção, 63
- por segunda intenção, 63
- por terceira intenção, 63
- proliferativa, 62

Cirurgia(s)
- de urgência no paciente
obeso, 73-89
- - abdome agudo, 74
- - politrauma, 84
- para obesidade, 91-105
- - custos, 99
- - diagnóstico de
enfermagem, 97
- - intervenções, 97
- - septação gástrica, 101
- - SRPA, 101
- - tipos, 94
Co-morbidades ×
obesidade, 9-22
Colecistectomia, 76
Colesterol, 141
Complicações
- circulatórias, 54
- cirúrgicas no paciente obeso,
107-109
- da ferida cirúrgica, 64
- respiratórias, 53
Constipação colônica, risco
de, 59
Creatina, 141
Creatina-fosfoquinase, 142
Creatinina, 142
Curativo, realização do, 63

D
Déficit de autocuidado, 56

Índice Remissivo

Derivação
- biliopancreática
- - com gastrectomia
  distal, 95
- - com *switch* duodenal, 96
- gastrojejunal vertical em Y de
  Roux proximal, 95
Diabetes, 9
- ansiedade relacionada
  ao, 11
- melito, 9
Dieta, 4
Diurese, 85
Doenças
- articulares degenerativas, 21
- cardiovasculares, 13
- tromboembólicas, risco
  da, 165
Dor, 48, 54
- no pós-operatório, 55
- relacionada à incisão
  cirúrgica, 54

E
Ecocardiograma, 152
Eletrocardiograma, 148
Embolia pulmonar, 54
Enfermagem
- assistência ao paciente obeso
  na sala de cirurgia, 33
- autonomia da, *versus* processo
  que utiliza, 125

- baseada em evidências,
  qualidade na assistência de
  enfermagem por, 121-134
- - assistência integral e *primary
  nursing*, 128
- - autonomia da enfermagem
  × processo que utiliza, 125
- - conceito do processo, 123
- - detecção de erros e não
  conformidades no
  processo, 133
- - equipe multidisciplinar ×
  práticas colaborativas, 124
- - gerenciamento da
  assistência × sistema de
  atendimento, 131
- - indicadores de qualidade,
  132
- - prática baseada em
  evidências, 125
- - processo educacional
  perioperatório baseado em
  evidências, 133
- - qualidade e processo, 121
- - qualidade total, 122
- na sala de recuperação pós-
  anestésica, 45
- no pré-operatório do
  paciente mórbido,
  assistência de, 23-28
- no transoperatório,
  diagnóstico, 39

Índice Remissivo

- sistematização da assistência de, 127
Equipe multidisciplinar × práticas colaborativas, 124
Eritrócitos, 139
Eritrograma, 137
Etilismo, 4
Exames
- complementares para o paciente obeso cirúrgico, 147-153
- - ecocardiograma, 152
- - eletrocardiograma, 148
- - raio-X, 149
- - ressonância magnética, 151
- - tomografia computadorizada, 150
- - ultra-sonografia, 149
- laboratoriais para o paciente obeso cirúrgico, 135-146
- - valores de referência, 136

F
Ferida(s)
- cirúrgica
- - classificação, 61
- - complicações da, 64
- - cuidados com a, 61
- contaminada, 61
- limpa, 61
- limpa-contaminada, 61
- maturação, 62

- mecanismos de cicatrização, 63
- suja, 61
Fibrinogênio, 139
Freqüência
- de pulso, 175
- respiratória, 174

G
Gastroplastia, 100
- com banda gástrica, 94
- vertical com anel gástrico, 94
Ginóide, 2
Glicose, 142
Gravidez ectópica, 79

H
Hematologia, 137
Hemorragia, 48, 54
Hiperglicemia, 11, 44
Hipertensão, 13, 48, 54
- diagnóstico de enfermagem, 14
- intervenção de enfermagem, 15
Hiponatremia, 44
Hipotensão, 48
Hipoventilação, 53
Hipovolemia, 44

Índice Remissivo

I

IMC
- classificação de acordo, 3
- como calcular, 1
- como estimativa do
  prognóstico do paciente
  obeso, 2
Incisão cirúrgica, dor
  relacionada à, 54
Índice de massa corpórea, ver
  IMC
Infecção
- relacionada à cirurgia
  secundária à obesidade, 41
- risco para, 13
Instrumental cirúrgico
- para cirurgia
  convencional, 116
- videolaparoscópico, 116
Intestino delgado, obstrução
  do, 80

L

Leucograma, 137
Lípase, 142
Lipídios, total, 142
Líquidos, volume
  desequilibrado de, 12

M

Marca-passo gástrico, 96
Mason, operação de, 94

Materiais e equipamentos,
  111-119
Meias, 40
Miniestômago, 94
Mobilidade física
  prejudicada, 21
Monitor
- cardíaco, 35, 46
- de pressão não-invasivo, 35,49
- de vídeo, 117
Monitoramento
- cardíaco, 85
- do pulso, 85

N

Nutrição alterada, risco de, 58

O

Obesidade
- andróide, 2
- cirurgias para, 91-105
- classificação, 2
- co-morbidades *versus*, 9
- com a SAHOS e a síndrome
  da hipoventilação alveolar,
  correlação da, 159
- conceito, 1
- diagnóstico, 2
- e o risco das doenças
  tromboembólicas, 165
- fatores relacionados à, 3
- ginóide, 2

201

Índice Remissivo

- métodos para diagnosticar, 2
- mórbida, imagem corporal perturbada relacionada à, 21
- na atualidade, 4
- na mecânica respiratória, impacto da, 157
- procedimentos cirúrgicos e fisioterapia, 155-183
-- assistência fisioterapêutica: orientações e cuidados, 173
-- correlação com a SAHOS e a síndrome da hipoventilação alveolar, 159
-- impacto na mecânica respiratória, 157
Obeso
- cama para, 112
- cirurgia de urgência no paciente, 73-89
- cirúrgico
-- exames complementares para o paciente, 147-153
-- exames laboratoriais para o paciente, 135-145
- mórbido
-- assistência de enfermagem no pré-operatório do, 23-28
--- conceito, 23
--- diagnóstico de enfermagem, 26

--- encaminhamento para o centro cirúrgico, 26
--- etapas, 23
--- preparo do paciente, 25
-- indicadores de assistência a paciente, 132
- pós-operatório do paciente, 43-71
-- conceito, 43
-- cuidados com a ferida cirúrgica, 61
-- etapas, 45
-- imediato, 45
-- mediato, 52
-- preparação do paciente para a alta hospitalar, 65
-- tardio, 65
- transoperatório do paciente, 29-41
-- diagnóstico de enfermagem, 39
- vaso sanitário para, 114
Obstrução do intestino delgado, 80
Operação de Mason, 94
Osteoartrite, 21
Oximetria de pulso, 35, 175

P

Padrão ventilatório, 174
Pele, integridade da, 132
Plaquetas, contagem de, 138

Índice Remissivo

Politrauma, 84
Politraumatismo, diagnóstico
de enfermagem no, 87
Pós-operatório do paciente
obeso, 43-71
- conceito, 43
- cuidados com a ferida
cirúrgica, 61
- etapas, 45
- imediato, 45
- mediato, 52
- preparação do paciente para
a alta hospitalar, 65
- tardio, 65
Potássio, 143
Prática(s)
- baseada em evidências, 125
- colaborativas, 124
Pré-operatório do paciente
obeso, 23
- conceito, 23
- diagnóstico de
enfermagem, 26
- encaminhamento do paciente
para o centro cirúrgico, 26
- etapas, 23
- período mediato, 25
- preparo do paciente, 25
Pressão
- arterial, 85
- - média, 86
- arterial, 85, 175

Primary nursing, 128, 130
Problemas psiquiátricos, 19
- diagnóstico de
enfermagem, 20
- intervenção, 20, 21
Processo educacional
perioperatório
baseado em evidências, 133
Protrombina, 138

Q
Qualidade
- características, 123
- e processo, 121
- indicadores de, 132
- intrínseca, 123
- programas de controle
de, 121
- total, 122

R
Raio-X, 149
Reação neuroendócrina, 44
Respiração
- rápida e superficial, 53
- ruidosa, 53
Ressonância magnética, 151

S
Sala de vídeo inteligente, 118
Sangramento, tempo de, 139
Septação gástrica, 101

Índice Remissivo

Seqüência ABCDE, 85
Síndrome hiperglicêmica
  hiperosmolar
  não-cetótica, 10
Sódio, 143
Swedish Obesity Study Group
  (SOS), 91

T
Tabagismo, 4
Tomografia
  computadorizada, 150
Torre de
  videolaparoscopia, 117
Transoperatório do paciente
  obeso, 29-41
- assistência de
  enfermagem, 33
- conceito, 29
- diagnóstico de
  enfermagem, 39
- etapas, 30
- preparo da sala, 31
Trauma cirúrgico,
  repercussões do, 44
Tromboplastina, tempo
  de, 139
Trombose venosa, 15
- diagnóstico de
  enfermagem, 16
- intervenção, 17
- profunda, 54

U
Ultra-sonografia, 149
Uréia, 143
Urina, sumário de, 143

V
Valores de referência, 136
- bioquímica, 140
- - ácido úrico, 141
- - alanina
  aminotransferase, 141
- - amilase, 140
- - aspartato
  aminotransferase, 140
- - cálcio, 141
- - colesterol, 141
- - creatina, 141
- - creatina-fosfoquinase, 142
- - creatinina, 142
- - glicose, 142
- - lípase, 142
- - lipídios, total, 142
- - potássio, 143
- - sódio, 143
- - uréia, 143
- hematologia, 137
- - contagem de
  plaquetas, 138
- - eritrócitos, 139
- - eritrograma, 137
- - fibrinogênio, 139
- - leucograma, 137

204

Índice Remissivo

- - protrombina, 138
- - tempo de sangramento, 139
- - tempo de tromboplastina, 139
- - velocidade de hemossedimentação, 140

- sumário de urina, 143

Vaso sanitário para obeso, 114

Velocidade de hemossedimentação, 140

Volvo, 78

Zit Gráfica e Editora Ltda.
Rua Santa Mariana, 21 – Bonsucesso – Rio de Janeiro – RJ
CEP: 21061-150 – Tel.: (21) 2136-6969
www.zit.com.br – comercial@zit.com.br